Maria M. Kettenring

Ätherische Öle

Mit individuellen Rezepturen für Schönheit und Wohlbefinden

südwest°

Inhalt

Pflanzendüfte sind wie Musik für unsere Sinne

Persisches Sprichwort

Düfte wecken in jedem von uns Erinnerungen und rufen so ganz bestimmte Gefühle hervor. Marcel Proust beispielsweise erinnerte sich beim Duft von Madeleines und Lindenblütentee an seine Kindheit in einem kleinen französischen Dorf: »Sobald ich den Geschmack jener Madeleine wiedererkannt hatte, die meine Tante mir in Lindenblütentee eingetaucht zu verabfolgen pflegte (obgleich ich noch immer nicht wusste und auch erst späterhin würde ergründen können, weshalb die Erinnerung mich so glücklich machte), trat das graue Haus mit seiner Straßenfront, an der ihr Zimmer sich befand, wie ein Stück Theaterdekoration zu dem kleinen Pavillon an der Gartenseite hinzu und mit dem Hause die Stadt, der Platz, auf den man mich vor dem Mittagessen schickte, die Straße, die ich von morgens bis abends und bei jeder Witterung durchmaß, die Wege, die wir gingen, wenn schönes Wetter war. Ebenso stiegen jetzt Blumen unseres Gartens und die aus dem Park von Monsieur Swann, die Seerosen auf der Vivonne, die Leutchen aus dem Dorfe und ihre kleinen Häuser und die Kirche und ganz Combray und seine

»Von den fünf Sinnen hat der Geruchssinn den heißesten Draht zur Vergangenheit.«

Andy Warhol

Umgebung, alles deutlich und greifbar, die Stadt und die Gärten auf aus meiner Tasse Tee.« Schon die flüchtigste Begegnung mit einem angenehmen Geruch lässt also das psychische Stimmungsbarometer höher klettern. Der richtige Duft kann beinahe Flügel verleihen und so beispielsweise zu kreativen Höchstleistungen anspornen. Nicht umsonst nennt man den Geruchssinn auch »Fenster zum Gefühlsleben«.

Sprachwendungen wie »immer der Nase nach«, »den kann ich riechen« oder »das stinkt mir« zeigen, welch starken Einfluss der Geruchssinn auf unser Gefühlsleben hat. Duft und Emotionen sind also sehr eng miteinander verbunden, das Riechen die schnellste Verbindung auf dem Weg zu unserem Innersten.

Die Faszination, die von duftenden Aromen ausgeht, ist beinahe so alt wie die Menschheit selbst. Wohlgeruch berührt unsere Seele und sorgt so für absolutes Wohlbefinden.

Bereits die antiken Hochkulturen machten sich die geheimnisvolle Kraft zunutze: Das berühmte

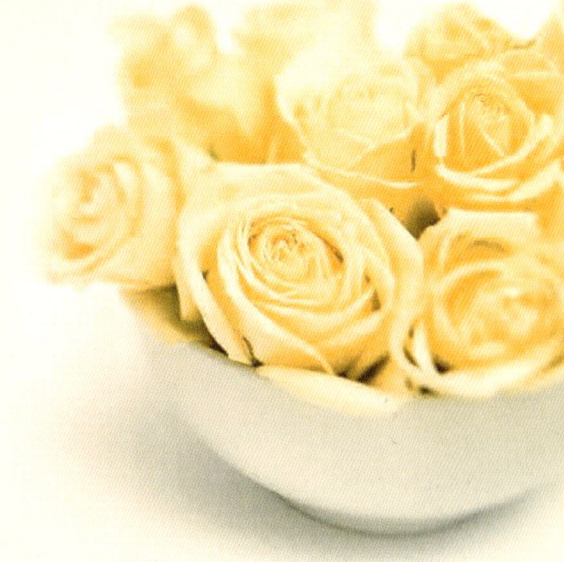

Orakel von Delphi verriet seine magischen Weissagungen unter duftenden Schwaden von Weihrauch und Zeder. Kleopatra ließ die Segel ihres Schiffes mit Auszügen aus Jasmin und Rosen tränken, um den mächtigen Krieger Marc Antonius zu betören. Die römische Prinzessin von Nerola benetzte ihre Handschuhe mit Orangenblütenöl. Die zart duftende Essenz verdankt ihr ihren Namen: Neroli.

Noch heute pflegen und verwöhnen die Menschen Haut, Körper und Geist mit duftenden Pflanzensubstanzen und bereichern ihre Umwelt mit erlesenen Düften. Die moderne Aroma-Wellness knüpft an eine lange Tradition an und träumt den Traum von ewiger Jugend, Gesundheit und Lebensfreude auch im 21. Jahrhundert weiter.

Ätherische Öle wirken entspannend, belebend oder sinnlich stimulierend und schaffen so kleine Oasen im oft stressigen Alltag. Ob erfrischende Zitrus-, liebliche Blüten- oder erdige Wurzeldüfte: Die Öle vermögen die Stimmung aufzuhellen, sorgen für mehr Wohlbefinden und schenken Lebensqualität und Lebensfreude.

Wer sich diese Kraft selbst zunutze machen will, kann sich seine ganz persönliche Duftnote mischen. Betörend riechender Balsam, Körperöle, Bade-, Saunamischungen und Wohlfühlparfüms aus eigener Herstellung stärken Körper und Psyche und bilden die Grundlage für ein erholsames Wellnessprogramm.

Auch in den eigenen vier Wänden oder am Arbeitsplatz können Sie mit selbst angerührten Duftmischungen die Stimmung verbessern und für eine entspannende oder anregende Atmosphäre sorgen. Duftlampen und -steine verbreiten den Geruch schnell im ganzen Raum. Mit ein paar gemütlichen Kissen, einer großen Tasse Tee, Musik oder einem schönen Buch schaffen Sie sich so einen ganz persönlichen Rückzugsort – sozusagen ein privates Spa. Dort finden Sie Abstand zum stressigen Alltag und können bewusst den Moment auskosten und einmal nur an sich selbst denken – ein wichtiger Schritt auf dem Weg zu innerer und äußerer Schönheit. Denn Aroma-Wellness beginnt dort, wo Sie sich zu Hause fühlen, Atem holen, entspannen und Ihr Herz öffnen.

Viel Freude beim Genießen und Wohlfühlen wünscht Ihnen

Maria M. Kettenring

Duftspuren durch die Geschichte

Die Geschichte des Wohlgeruchs reicht weit zurück. Die ersten Aufzeichnungen über duftende Essenzen sind über 5000 Jahre alt.

Düfte im alten Asien

Man vermutet, dass man in China bereits noch früher (um 5000 v. Chr.) Weine und Speisen mit den ätherischen Ölen von Rose und Myrte aromatisierte. Dank ihrer konservierenden und aphrodisierenden Eigenschaften sagte man diesen Ölen nach, wahre Lebenselixiere zu sein. Taoisten und Buddhisten räucherten ihre Tempel mit Myrrhe sowie verschiedenen Hölzern und Harzen. Denn die herrlichen Gerüche galten seit jeher als Nahrung für Seele und Geist. Im Vordergrund stand der reinigende, erhebende Charakter der Düfte. Aber nicht nur im religiösen Leben hatten Wohlgerüche ihren festen Platz: Das Parfümieren von Räumen und Kleidern, Atem und Körper gewann auch im täglichen Leben mehr und mehr an Bedeutung. Und selbst im modernen China werden die unterschiedlichsten Düfte und Duftmischungen noch immer hoch geschätzt.

»Wer hat nicht Kunde von Kashmirs Tal, dessen Rosen an Schönheit alle besiegen? Seinen Tempeln, Grotten und Brunnen so klar, wie die liebenden Augen, die darin sich spiegeln.«

Indien-Hymnus

Dufthochburg Indien

Die Duftkultur der indischen Parfümherstellung lässt sich 5000 Jahre zurückverfolgen. Denn wohlriechende Essenzen waren (und sind) ein wichtiger Bestandteil der Ayurvedischen Medizin – der Wissenschaft vom langen Leben. Schon der indische Arzt und Weise Susruta beschrieb etwa 500 n. Chr. in seinem Grundlagenwerk der indischen Medizin die Destillation von Rosen-, Citronell- und Calmusöl. Auch aus Sandelholz, Vetiver und Kampfer wurden beliebte Duftwässer für Heil- und Schönheitszwecke gewonnen. In einem Museum im pakistanischen Taxila entdeckte der Begründer der Osmotherapie (Therapie des Riechens), Professor Paolo Rovesti, 1975 ein einfaches Destillationsgerät aus dem Jahr 3000 v. Chr. Damals wuchsen im Industal sagenumwobene duftende Rosen. Der Legende nach entdeckte Nur, die Lieblingsfrau des Sultans Jahangirs, auf dem mit Rosen bedeckten Fluss, der durch ihren Garten floss, einen Ölfleck, der nach Rosen duftete. Dieses Rosenöl war das süßeste und stärkste aller bis dahin bekannten Parfüms.

Mesopotamien und Ägypten

Um 1500 v. Chr. entwickelte sich im Land der Pharaonen eine viel gepriesene Aromamedizin und Duftkultur. Duftstoffe waren im alten Ägypten wertvoller als Gold und Silber, denn man glaubte, dass sie einen Hauch des ewigen Lebens in sich trugen. Aus diesem Grund waren Düfte ein wichtiger Bestandteil des ägyptischen Totenkults. Im Tempel von Edfu (Oberägypten) befindet sich ein Raum, an dessen Wänden Rezepturen heiliger Salböle aufgemalt wurden. Diesen aromatischen Essenzen wurde eine göttliche Inspiration zugeschrieben. Aber nicht nur für religiöse Zwecke, auch bei der Körperpflege verwendeten die Ägypter ätherische Öle, die sie mittels einer einfachen Wasserdampfdestillation gewannen.

Die europäische Aromatradition

Von den Gefilden des Nils nahm die Aromakultur ihren Weg über Israel und Griechenland in den gesamten Mittelmeerraum. Bei den Römern waren Duftstoffe vor allem wegen ihrer sinnlichen Qualitäten begehrt. 300 v. Chr. galt Rom nicht nur als Hauptstadt der Welt, sondern auch als Mekka der Badetradition. Jedes Bad besaß sein eigenes »Unctuarium«: Hier wurden die Gäste verwöhnt wie heute in einem Wellnesshotel, sie wurden eingeölt, massiert und mit sinnlich üppigem Rosenduft verwöhnt. Mit dem Untergang des römischen Reiches ging in Europa jedoch auch das Wissen um die Duftstoffe verloren.

Erst als der Perser Avicenna (980–1037) die verfeinerte Wasserdampfdestillation mit Hilfe

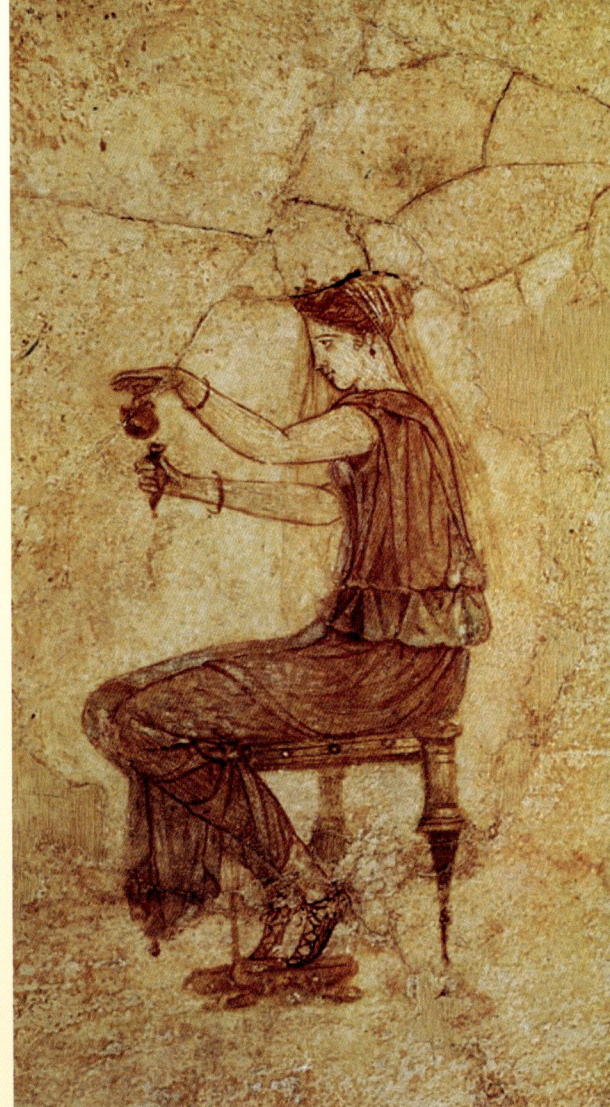

Junge Römerin beim Umfüllen von Parfum (um 350 v. Chr.)

einer Kühlschlange entwickelte, gewannen ätherische Öle wieder an Bedeutung. Der berühmte Arzt und Gelehrte gilt als einer der Väter abendländischer Alchimie. In seinem »Canon medicinae«, das für mehr als ein halbes Jahrtausend als das bedeutendste Lehrbuch der Medizin galt, empfahl er beispielsweise Rosenöl und Rosenwasser zur Behandlung physischer und psychischer Leiden.

Im Mittelalter versuchte man, der Pest und anderen Seuchen Einhalt zu gebieten, indem man auf den Straßen verschiedene Harze, Kiefern und Zypressen verbrannte und in Krankenzimmern ätherische Öle verdampfen ließ. Zum Schutz gegen Krankheiten rieben sich die Menschen mit dem »Essig der vier Diebe« ein – einem Gebräu aus Absinth, Rosmarin, Salbei, Minze, Lavendel, Zimt, Nelke, Muskat und Kampfer, gelöst in rotem Essig. In den Lebenswässern und Lebenselixieren der Klöster lebt dieses Wissen bis in die Neuzeit weiter – etwa im bekannten Melissengeist der Karmeliternonnen.

Die Neuzeit

Das erste Buch über die Praxis der Destillation schrieb im 16. Jahrhundert der Straßburger Arzt Hieronymus Brunschwig (»Das büch die ware kunst zü distillieren«). In diesem Werk vermerkte er: »Das Destillieren ist nichts anderes, als das Subtile vom Groben und das Grobe vom Subtilen zu scheiden, das Gebrechliche oder Zerstörbare unzerstörbar, das Materielle immateriell, das Leibliche geistig, das Unschöne schöner zu machen.«

In der Renaissance wurde Südfrankreich zum Inbegriff traditioneller und moderner Parfümkunst. Noch heute ist Grasse, die mittelalterlich anmutende Parfümmetropole am Fuße der französischen Seealpen, tief in der Dufttradition

»Kein Tag ist glücklich ohne Wohlgeruch.«

Altägyptischer
Spruch

verwurzelt und ein wahrer Pilgerort für alle Duftliebhaber. Dort hat auch das weltweit einzige Parfümmuseum mit seinem angrenzenden Museumsgarten eine Heimat gefunden.

Erst Mitte des 19. Jahrhunderts begann in Europa die wissenschaftliche Forschung über die medizinische Wirkung ätherischer Öle im menschlichen Organismus. Dabei gelang beispielsweise französischen Forschern der Nachweis, dass sich die Ausbreitung des Tuberkelbazillus durch Nelkenextrakt verringern lässt und ein Extrakt aus Thymian in einer fünfprozentigen Lösung Typhusbakterien und andere in kurzer Zeit abtöten kann.

Die Moderne

Die Geschichte der modernen Aromatherapie begann in den zwanziger Jahren des letzten Jahrhunderts und ist eng mit dem Namen René-Maurice Gattefossé verbunden. Er bezeichnete seine Pionierleistung als »zähe Arbeit eines Drogisten und Parfümeurs, der sich sehr geduldig bemüht, die Wirkung von Duftstoffen zu beweisen«. 1937 erschien seine »Aromatherapie«.

Auch der italienische Osmotherapeut Paolo Rovesti (»Auf der Suche nach den verlorenen Düften«) untersuchte in den zwanziger und dreißiger Jahren an der Mailänder Universität die

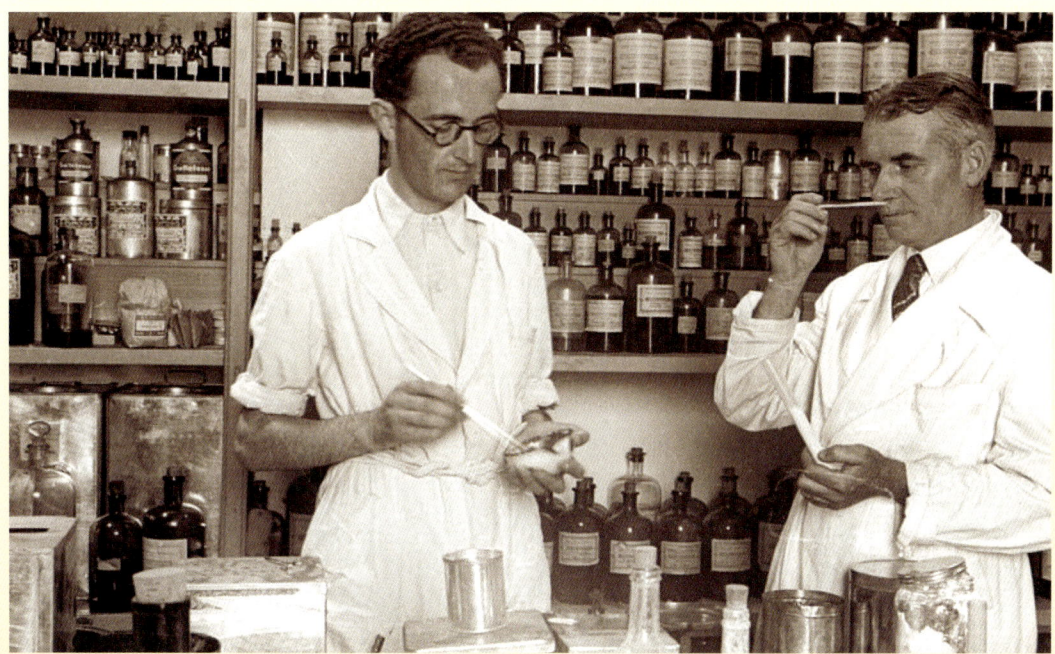

Parfumeure in der Parfumerie Molinard in Grasse beim Mischen und Testen von Essenzen (1956).

Wirkung ätherischer Öle auf die menschliche Psyche. Er behandelte mit großem Erfolg psychische Krankheiten mit Bergamotte- bis Zitrusöl. Und er fand heraus, dass die Haut als Spiegel der Seele besonders empfänglich für Duftbotschaften der Aromaöle ist.

Marguerite Maury, eine englische Biochemikerin, forschte, wie sich ätherische Öle zur Linderung von Verspannungen und zur Verbesserung der Haut einsetzen lassen. Für diese Entdeckung erhielt sie den »Prix International«. Man wählte sie zur Vorsitzenden der Internationalen Gesellschaft für Körperpflege und Kosmetologie CIDESCO. 1962 und 1967 erhielt sie Preise für ihre Forschungsarbeiten über ätherische Öle und zur Kosmetologie. Ihre Schülerin Micheline Arcier baute die Aromatherapie zu einem umfassenden Gesundheitssystem aus. Sie vertrat die Meinung, dass die moderne Medizin mit den alten Heilmethoden Hand in Hand gehen sollte, damit die Menschen gesünder und ausgeglichener würden. Ein Ansatz, den auch heute noch viele Naturheilkundler und Mediziner verfolgen.

Seit Wissenschaftler entdeckt haben, dass eine liebevolle Berührung der Haut das Immunsystem positiv beeinflussen kann, findet auch die Idee der so genannten Aroma-Wellness immer mehr Anhänger. Denn auch diese zeitgenössische Anwendung beruht auf der Erkenntnis, dass sich Erkrankungen am besten dadurch verhindern lassen, indem man die körpereigenen Abwehrkräfte stärkt. So trägt heute wie vor tausenden Jahren die Aromatherapie zur Harmonie von Körper und Geist bei.

Ätherische Öle aus dem Garten der Natur

Das Wort »ätherisch« kommt aus dem Griechischen, und es bedeutet ursprünglich »himmlisch«. Ätherische Öle, diese duftenden Kostbarkeiten der Natur, werden oft auch Essenzen genannt oder als die Seele der Pflanzen bezeichnet. Sie stellen als das »Wesentliche« einer Pflanze ihr Energiepotenzial und ihre Lebenskraft dar. Aus diesem Grund bedienen sich die chinesische und ayurvedische Medizin bis heute dieser kostbaren Naturstoffe, um mit ihnen Gesundheit, Vitalität und seelisches Gleichgewicht des Menschen zu erhalten.

Was sind ätherische Öle?

Viele Pflanzen enthalten ätherische Öle. Besonders reichlich kommen diese jedoch in Lippenblütlern, Myrtengewächsen, Nadelhölzern, Dolden-, Lorbeer- und Rautengewächsen vor. Sie sitzen als winzige Tropfen zwischen den Zellen und wirken dort als Hormone, Regulatoren und Katalysatoren. Ihre Inhaltsstoffe (u. a. Monoterpene, Monoterpenalkohole, Aldehyde, Ester, Ketone

»Du spürst, wie die Blumen ihre köstlichen Düfte versenden, und grübelst, wie aus so winzigem Ort dieser Duftstrom mag kommen – begreif, dass in solcher Mitte die Ewigkeit ihr' vergänglichen Tore öffnet.«

William Blake

und Sesquiterpene) sind nicht nur für den spezifischen Duft verantwortlich, sondern erklären auch ihre therapeutische Wirkung. Denn die essenziellen Öle ähneln zum Teil den menschlichen Hormonen und Vitaminvorstufen. Natürliche ätherische, genuine Öle, die weder gestreckt, rektifiziert, gemischt oder verschnitten sind, wirken daher sowohl auf der körperlichen Ebene des Vitalbereichs als auch auf der geistigen, intellektuellen und seelischen Ebene.

Von den fetten Ölen unterscheiden sich die ätherischen durch eine relativ hohe Flüchtigkeit. Im Allgemeinen sind sie leichter als Wasser, lösen sich nicht darin, sondern in Alkohol, Essig, Milch, Sahne oder Honig und lassen sich gut mit nativen Pflanzenölen, Fetten und Wachsen mischen.

Ein »lebendiges« Produkt

Ätherische Öle sind die Duftstoffe der Pflanzen: hoch konzentrierte Substanzen mit einem komplexen chemischen Aufbau, die während der

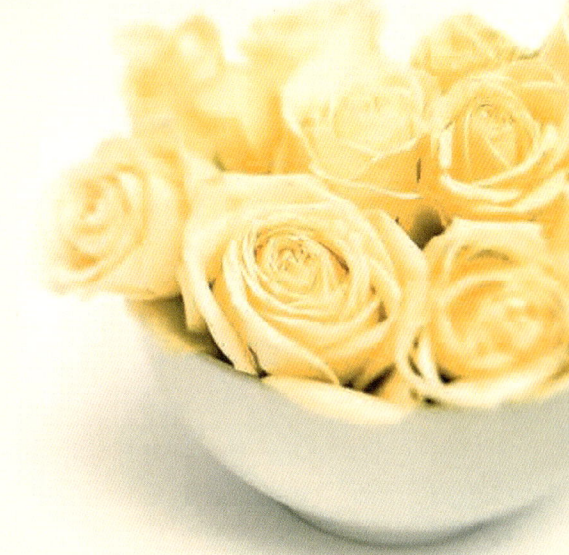

Fotosynthese und des nächtlichen Regenerationsprozesses entstehen. Sie verändern sich während eines Tages und im Laufe des Jahres immer wieder. Die Eigenschaften eines ätherischen Öls hängen außerdem davon ab, welcher Teil der Pflanze destilliert wird – Blüte, Blätter, Harz, Holz, Frucht, Rinde, Samen oder Wurzel.

Auch die Herkunft einer Pflanze beeinflusst die Güte ätherischer Öle – je nachdem, in welchem Boden und Klima sie wachsen. Auch heute ist es noch so, dass die hochwertigsten Essenzen noch immer aus den klassischen Anbaugebieten stammen: So bringt beispielsweise der vulkanische Boden Siziliens die Grundlagen für exquisites Zitrusöl hervor, der feinste Berglavendel (Lavendel extra) stammt aus der Haute Provence.

Herstellung und Gewinnung ätherischer Öle

Die Art der Gewinnung hundert Prozent reiner ätherischer Öle hängt vom jeweiligen Pflanzenteil ab, in dem sich die Öle befinden. Die gebräuchlichste Methode zur Gewinnung reiner Destillate ist jedoch die Wasserdampfdestillation.

Die Wasserdampfdestillation

Um die bestmögliche Qualität zu erzielen, erfordert die Destillation ein hohes Maß an Können und Erfahrung. Denn Druck, Temperatur und Destillationsdauer müssen exakt auf das spezielle Öl abgestimmt werden. Die Methode vollzieht sich in drei Hauptschritten: Verdampfung, Kühlung und Separierung.

Dazu wird das Pflanzenmaterial zunächst in einen Alambique aus rostfreiem Edelstahl geschichtet. Obwohl dieses spezielle Destillationsgefäß eine große Menge an Pflanzen fasst, ist der Ertrag dennoch gering: So ergeben 160 Kilo wilder Berglavendel gerade einmal ein Kilo Lavendelöl, für ein einziges Kilo Neroliöl sind gar 1500 Kilo Bitterorangenblüten nötig.

Bei der gebräuchlichsten Methode schichtet man das Pflanzenmaterial im Alambique auf einen Rost und leitet dann Wasserdampf hindurch. Dieser löst die Öltröpfchen aus der Pflanze und transportiert sie mit sich. Eine zweite Möglichkeit ist es, die Pflanzen direkt ins Wasser zu geben und dieses zum Kochen zu bringen. Im Storchenhals und in der Kühlschlange kondensiert der Dampf mit dem ätherischen Öl und sammelt sich dann im so genannten Florentiner Topf.

Während des komplexen Destillationsprozesses entstehen zwei Produkte: Zum einen ein aromatisches Wasser, auch Hydrolat genannt. Das wohl bekannteste Hydrolat ist Rosenwasser.

Zum anderen das wertvolle ätherische Öl. Dieses ist meist leichter und schwimmt daher obenauf, so dass es gut vom Wasser getrennt werden kann.

Kaltpressung von Zitrusölen (Agrumenöle)

Zitrusfrüchte wie Bergamotte, Clementine oder Limette besitzen kleine Öldrüsen in den Schalen, die schon mit bloßem Auge erkennbar sind. Die Gewinnung der Agrumen- oder Zitrusöle (italienisch agrumi = säuerliche Früchte) erfolgt durch die besonders schonende Kaltpressung der Fruchtschalen mit Wasser, die so genannte Expression. Anschließend wird das Öl-Wasser-Gemisch zentrifugiert und mehrmals gefiltert. Bei hochwertigem Zitrusöl kann es zu Trübungen durch die natürlichen Wachsanteile kommen. Dies ist kein Merkmal minderer Qualität, sondern im Gegenteil ein Beweis für naturbelassene Öle.

Argrumenöle, auch Zitrusessenzen genannt, sollten aus unbehandelten, besser noch biolo-

Tragen Sie Zitrusessenzen niemals unverdünnt auf die Haut auf. Cremen Sie sich vor einem Sonnenbad nicht mit Pflegeprodukten ein, die mit Zitrusölen versetzt sind. Denn Zitrusessenzen haben fototoxische Eigenschaften.

gisch angebauten Früchten hergestellt werden. Denn in der konventionellen Landwirtschaft werden die Früchte gespritzt, und die Giftstoffe aus der Schale können ins Öl gelangen.

Tipp: Kaltgepresstes Zitrusöl kühl und lichtgeschützt aufbewahren und innerhalb eines Jahres verbrauchen.

Alkoholextraktion

Einige Aromaöle, etwa aus Honigwabe, Kakao und Vanille, können auch mit Alkohol extrahiert werden. Sie dienen der Aromatisierung von Lebensmitteln und Getränken, der Herstellung von Wohlfühlparfüms, Körper- und Massageölen, aber auch als Duftöle für Duftlampen und -steine. Der Alkoholanteil kann im ersten Moment störend wirken, verfliegt jedoch schnell. Die Extrakte sind interessante Duftnuanceure.

Absoluegewinnung

Kostbare Blütendüfte wie Jasmin und Tuberose lassen sich weder durch Wasserdampfdestillation noch durch Alkoholextraktion gewinnen, sondern benötigen ein spezielles Lösungsverfahren. Von diesem wird auch der Name der Produkte abgeleitet: Absolues (lateinisch absolvere = ablösen).

Bis in die siebziger Jahre des 20. Jahrhunderts wurden die empfindlichen Düfte noch mit der schonenden Enfleuragemethode gewonnen. Da diese Technik jedoch viel Handarbeit erfordert und äußerst kostspielig ist, wird die Extraktion

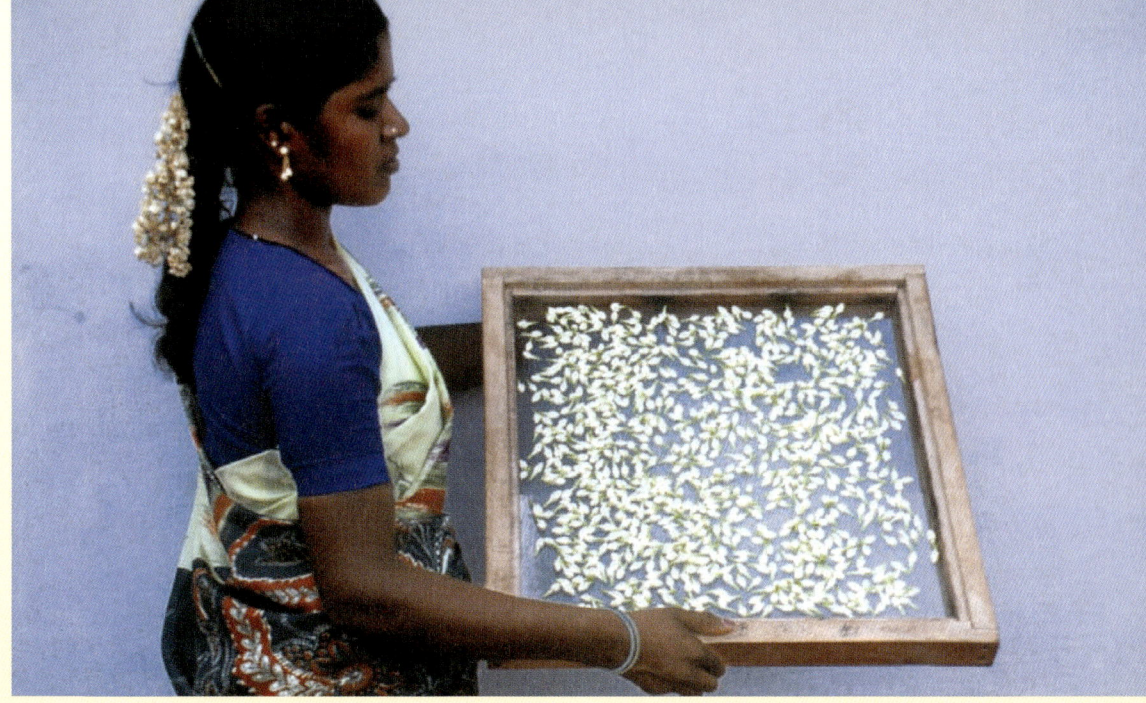

Für die Enfleurage wird eine Glasplatte mit Fett bestrichen und dann mit den Blüten bedeckt.

heute vorwiegend mit Hilfe von Lösungsmitteln wie Petroläther oder Hexan vorgenommen. Dabei erhält man zunächst das salbenartige »Concrete«, in dem noch Wachsanteile enthalten sind. In einem weiteren Arbeitsschritt wird dann das Lösungsmittel mit Alkohol unter Vakuum abdestilliert.

Der Vorteil dieser Herstellungsmethode ist der höhere Ertrag. Bräuchte man für die Wasserdampfdestillation vier bis fünf Tonnen frisch gepflückter Rosenblüten für ein Kilo Rosendestillat, genügen für das Extraktionsverfahren zwei bis drei Tonnen. Dies erklärt, warum Absolues weitaus günstiger sind als destillierte Öle. Schließlich stammt ein einziger Tropfen wertvolles Rosendestillat aus 30 bis 40 Blütenköpfen. Ein Milliliter ätherisches Rosenöl kann daher zwischen 20 und 40 Euro kosten. Dafür genügt

jedoch auch ein Tropfen, um ein Massageöl oder einen Raum zu aromatisieren.

Absolue-Öle sollten vom Hersteller rückstandsgeprüft sein. Sie sind zwar nicht zur inneren Einnahme geeignet, stellen aber für die äußere Anwendung eine preisgünstige Alternative zu Destillaten dar.

Qualitätsmerkmale

Achten Sie beim Kauf ätherischer Öle auf absolut hochwertige Qualität. Denn nur hundertprozentig naturreine Produkte wirken wohltuend und heilsam auf Körper, Seele und Haut. Wie immer hat Qualität ihren Preis, und unterschiedliche Öle sind auch unterschiedlich teuer. Kosten alle Produkte eines Herstellers gleich viel oder sind sie besonders billig, ist ihre Reinheit nicht gewährleistet.

Angaben auf dem Etikett

Die Hersteller hochwertiger ätherischer Öle machen auf den Etiketten oder in ihren Preislisten folgende Angaben zu den Produkten:

- 100 Prozent naturreines ätherisches Öl
- Deutscher und lateinischer Pflanzenname
- Ursprungsland
- Angabe des Pflanzenteils (z. B. Zimtrinde oder Zimtblatt)
- Füllmenge in ml oder g

Die Art des Pflanzenanbaus ist ein wichtiges Qualitätsmerkmal. So unterscheidet sich beispielsweise jede wild wachsende Pflanze geringfügig von der anderen – jede hat deshalb ihre eigene Duftpersönlichkeit. Daher ist das aus ihnen gewonnene ätherische Öl voller und viel reicher an Inhaltsstoffen und interessanter im Duft. Beim kontrolliert biologischen Anbau wird auf giftige Herbizide und Pestizide vollkommen verzichtet. Für Aroma-Wellness sind diese ätherischen Öle daher immer am besten geeignet.

- Gewinnungsverfahren: Wasserdampfdestillation, Expression oder Extraktion (Nennung des Lösungsmittels)
- Qualitätsangaben (in absteigender Güte): kontrolliert biologische Wildsammlung, Demeter-Anbau (d. h. kontrolliert biologisch-dynamisch), kontrolliert biologischer Anbau (kbA), konventionelle Anbau mit Rückstandskontrolle
- Chargennummer (Kontrollnummer)
- Falls das ätherische Öl verdünnt wurde, genaue Deklaration des Zusatzes und des Mischungsverhältnisses in Prozent
- Vermerk der vom Gesetzgeber vorgeschriebenen Sicherheitshinweise, um auf mögliche Gesundheitsschädigungen oder Gefahren bei falscher Anwendung hinzuweisen: (z. B. »Gesundheitsschädlich bei Verschlucken«).

Aufbewahrung

Ätherische Öle sind äußerst licht-, luft- und temperaturempfindlich. Daher sollten sie immer in speziellen Fläschchen aus Lichtschutzglas aufbewahrt werden. Vom Gesetzgeber sind seit 2002 kindersichere Verschlüsse für im Handel angebotene Öle vorgeschrieben. Achten Sie aber dennoch darauf, dass Sie die Öle immer sicher vor dem Zugriff von Kindern aufbewahren.

Die Haltbarkeit beträgt bei vielen ätherischen Ölen drei bis fünf Jahre. Einige Öle können aber auch Jahrzehnte überdauern, ohne an Qualität zu verlieren. Das beste Beispiel dafür ist Zedernöl, das mit dem Alter immer feiner wird.

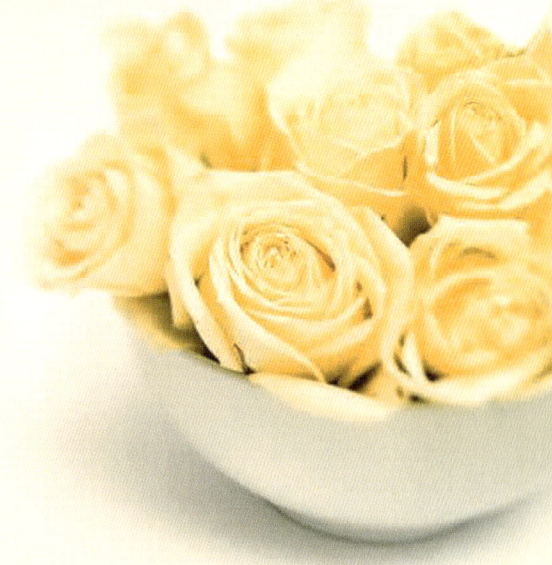

Zitrusöle dagegen sind sehr empfindlich. Sie verlieren ihre Frische und Fruchtigkeit bereits nach einem halben Jahr. Ältere Zitrusöle können Sie im Haushalt (im Putzwasser oder im letzten Spülgang in der Waschmaschine) verwenden. Vorsicht: Wenn die Öle oxidiert sind, dürfen sie nicht mehr auf die Haut aufgetragen werden.

Vorsicht Fälschung!

Leider wird der Markt immer mehr mit gepanschten und künstlich hergestellten Ölen überschwemmt. Ein wichtiger Hinweis für mindere Qualität ist die Bezeichnung »naturidentisch«, die gleichbedeutend mit »synthetisch hergestellt« ist. Duftrichtungen wie Flieder, Lilie, Lotus, Maiglöckchen, Pfirsich, grüner Apfel oder Apfelblüte sind ausschließlich synthetisch hergestellt. Sie sind zwar preiswert, haben aber weder einen pflegenden noch einen therapeutischen Wert. Im Gegenteil: Synthetische Duftstoffe stehen im Verdacht, Allergien zu fördern.

Die Wirkung ätherischer Öle

Ätherische Öle wirken vielschichtig und kraftvoll. Ihre Wirkung wird zunehmend wissenschaftlich erforscht. Dank der in ihnen enthaltenen biochemischen Wirkstoffe verhelfen sie uns auf unterschiedlichste Art und Weise zu mehr Energie und Vitalität: Manche ätherischen Öle sind in der Lage, Blutkreislauf und Lymphfluss zu stimulieren oder die Entgiftung des Körpers anzuregen. Andere wiederum stimulieren das Immunsystem. Wieder andere wirken ausgleichend und stabilisierend auf die Psyche. Sie mindern Stress und Anspannung, lindern Depressionen oder steigern Konzentration und geistige Klarheit. Sie wirken zudem erfrischend, stimmungsaufhellend und hautpflegend und hautregenerierend. Für die Wirksamkeit der Öle sind Qualität und Reinheit entscheidend. Deshalb lassen einige wenige Firmen ihre Qualtätsaussagen von unabhängigen Kontrollstellen Jahr für Jahr überprüfen.

Auf den folgenden 34 Seiten finden Sie die Porträts der 17 bekanntesten und beliebtesten Aromaöle. Daran anschließend sind weitere 24 Aromen angeführt, die sich für die Aroma-Wellness als besonders wertvoll erwiesen haben.

> *Tragen Sie ätherische Öle nicht unverdünnt auf Haut oder Schleimhäute auf (Ausnahmen sind Lavendel-, Rosen- und Melissenöl).*

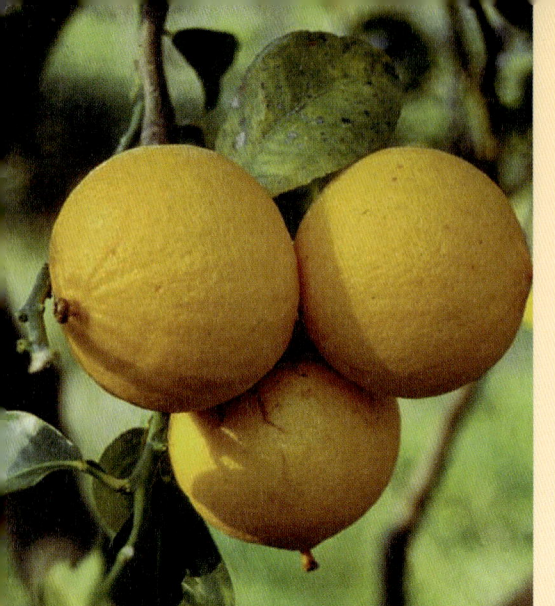

Grundlagen

PFLANZENFAMILIE: Rautengewächse (Rutaceae)

GEWINNUNGSART: Expression, Kaltpressung der Fruchtschale (smaragdgrüne Farbe der Essenz). Aus 200 Kilo Schalen erhält man einen Liter Bergamotteöl.

DUFTNOTE: Kopfnote

VERDUNSTUNGSZEIT: kurz

Bergamotte
CITRUS BERGAMIA

Wissenswertes

Die »Bergamottebirne« ist eine Kreuzung aus Bitterorange und Zitrone. Die besten Bergamottedüfte kommen aus Reggio di Calabria und haben einen einmaligen und unverwechselbaren Charakter. Das Öl wird sehr gerne als Vermittleröl verwendet. Bergamotte ist ein wichtiger Bestandteil von Echt Kölnisch Wasser und dem beliebten Earl-Grey-Tee, der ihr sein exquisites Aroma verdankt. Die Essenz fördert sonnige Zuversicht.

Biochemischer Schwerpunkt

Der hohe Esteranteil (zwischen 30 und 35 Prozent) ist verantwortlich für die entkrampfende Wirkung. Monoterpenole (z. B. 10 bis 15 Prozent Linalool) sorgen für eine leicht bakterizide und das Immunsystem stimulierende Wirkung. Monoterpene (30 bis 45 Prozent) wirken atmosphärisch reinigend.

Psycho-physische Wirkungstendenz

Die Essenz wirkt in zwei Richtungen: psychisch anregend, aufbauend und stimmungsaufhellend oder beruhigend und entspannend. Es ist ein klassisches Antistressöl und ist zugleich konzentrationssteigernd. Bergamotte wirkt im psychischen Bereich klärend und Trost spendend. Äußerlich wirkt Bergamotte zellregenerierend und entzündungshemmend.

Duft

Frischer, herb-süßer, zitrusartiger Duft mit blumiger, tabakähnlicher Note. Zu Orangenblüten tendierend. Lebhaft mit angenehm warmem grünen Unterton.

Affirmation

Sonnige Zuversicht

Kombination

Bergamotte ist ein äußerst kombinationsfreudiges ätherisches Öl, das sich mit allen im Folgenden genannten Essenzen verbinden lässt.

Aroma-Wellness

Für Körper- und Massageöle, Kompressen, Sauna, Splash Cologne, Wohlfühlparfüms und Raumdüfte.

Dosierung

Einzeln verwendet 6–8 Tropfen, in Mischungen 2–5 Tropfen. Für ein »Erfrischungstaschentuch« oder Duftvlies 1–2 Tropfen, auf Duftsteinen 1–5 Tropfen. Aromaküche: Geben Sie 5 bis 10 Tropfen in ein Schraubglas, und fügen Sie 50 bis 200 g schwarzen Tee dazu. Gut schütteln – und fertig ist der wohlschmeckende Earl-Grey -Tee.

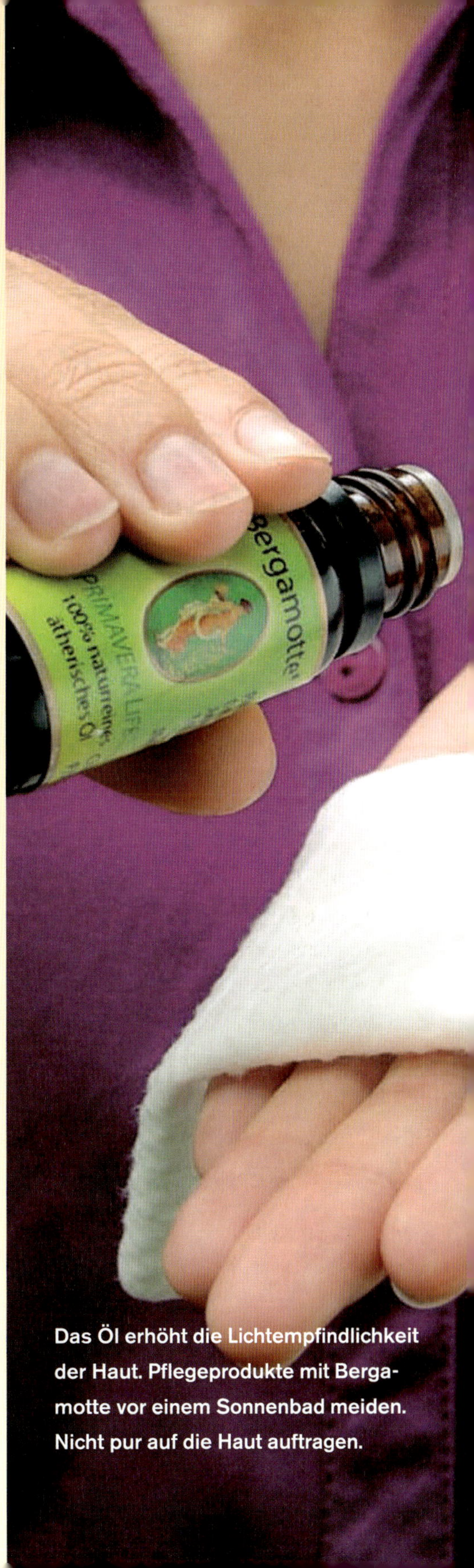

Das Öl erhöht die Lichtempfindlichkeit der Haut. Pflegeprodukte mit Bergamotte vor einem Sonnenbad meiden. Nicht pur auf die Haut auftragen.

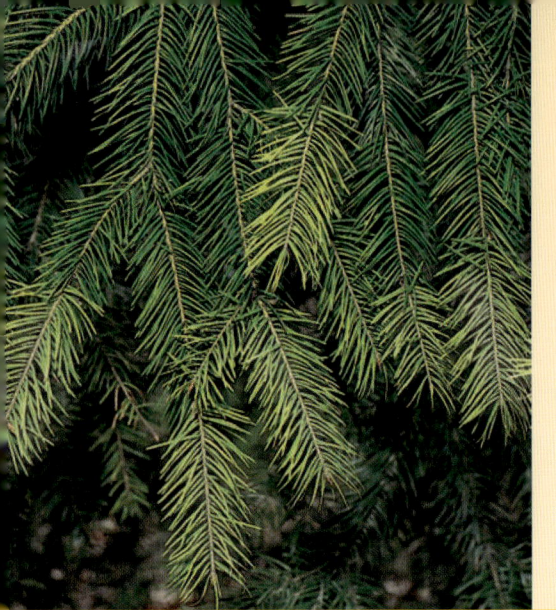

Grundlagen

PFLANZENFAMILIE: Kieferngewächse (Pinacea)

GEWINNUNGSART: Wasserdampfdestillation der Zweige. 120 Kilo Douglasfichtenzweige ergeben etwa einen Liter reines Öl.

DUFTNOTE: Kopf- bis Herznote

VERDUNSTUNGSZEIT: mittel bis kurz

Douglasfichte

PSEUDOTSUGA MENZIESII

Wissenswertes

Der Duft der Douglasfichte ist ein atmosphärischer Luftreiniger. Er zählt zu den schönsten Nadelholzdüften, denn er ist süßer und weicher als der anderer Tannenöle. Douglasfichten haben weiche Nadeln, die bereits bei sanfter Berührung ihren leicht fruchtigen Duft verströmen. Wie alle Nadeldüfte vertieft Douglasfichte die Atmung, weshalb das Öl besonders als Raumduft und für die Sauna geeignet ist.

Biochemischer Schwerpunkt

Das Öl besteht bis zu 80 Prozent aus Monoterpenen und wirkt daher antiseptisch, atmungsaktivierend, stimulierend und klärend auf die Raumatmosphäre. Leichter Esteranteil (6 bis 20 Prozent). Beide Inhaltsstoffe wirken ausgleichend und entkrampfend auf die Psyche.

Psycho-physische Wirkungstendenz

Der erfrischende, belebende Duft der Douglasfichte wirkt antidepressiv und regenerierend, stimmt gelassen, hilft neue Kräfte zu sammeln und stärkt die Konzentration. Douglasfichtenöl regt die Hautentgiftung an und hilft bei Nervenschmerzen sowie bei Bronchialbeschwerden, da es ausgesprochen wohltuend auf die Atemwege wirkt.

Duft

Optimistischer, feiner, fruchtig-, zitronen- und tannen-artiger, waldiger Duft. Stellt für sich alleine einen harmonischen Duftakkord dar.

Affirmation

Atemraum des Waldes

Kombinationen

Bergamotte, Clementine, Eisenkraut, Grapefruit, Ho-Blätter, Kamille römisch, Lavendel fein, Lavendin, Lemongrass, Minze, Myrte, Orange, Palmarosa, Rosenholz, Weißtanne, Zeder, Zirbelkiefer, Zitrone.

Aroma-Wellness

Für Deos, Herren- und Wohlfühlparfüms, Körper- und Massageöle, Rasierwasser, Sauna, Splash Cologne und Raumdüfte.

Dosierung

Das ätherische Öl der Douglasfichte kann sehr gut alleine stehen. In einer Duftlampe genügen dann 5–7 Tropfen, für Mischungen 2–5 Tropfen. Am Arbeitsplatz und im Krankenzimmer reichen 1–2 Tropfen auf einem Duftstein und 1–2 Tropfen für den Aufguss in der Sauna.

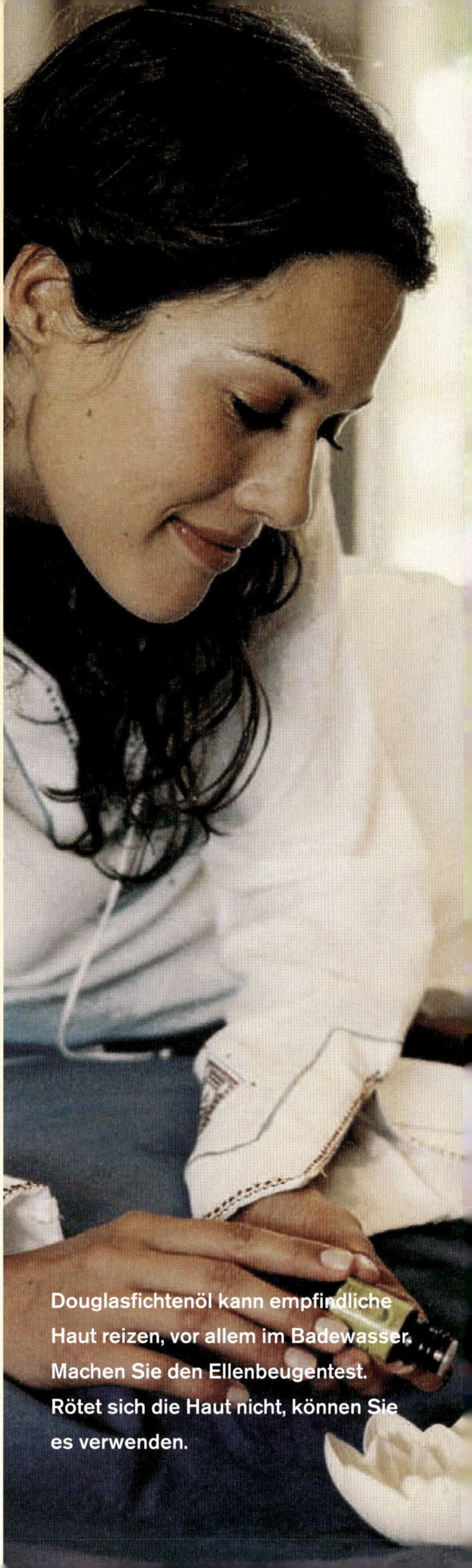

Douglasfichtenöl kann empfindliche Haut reizen, vor allem im Badewasser. Machen Sie den Ellenbeugentest. Rötet sich die Haut nicht, können Sie es verwenden.

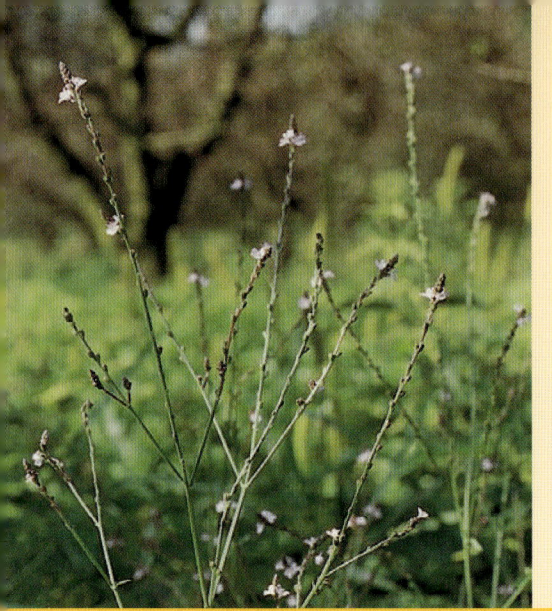

Grundlagen

PFLANZENFAMILIE: Verbenengewächse (Verbenaceae)

GEWINNUNGSART: Wasserdampfdestillation. 100 Kilo Blätter für einen Liter Öl. Wird oft mit Lemongrassöl gemischt (heißt dan Eisenkraut Grasse). Das 100-prozentige Öl ist weicher, milder, aber auch teurer. Es wird in 1-Milliliter-Fläschchen angeboten.

DUFTNOTE: Kopfnote

VERDUNSTUNGSZEIT: kurz

Eisenkraut

LIPPIA CITRIODORA

Wissenswertes

Das ätherische Öl des Eisenkrauts bläst jede Apathie und Lustlosigkeit hinweg und hilft dabei, Aufgaben zu erkennen und sie voller Dynamik und Energie anzugehen. Wird auch Zitronenverbene genannt. Sie wurde im 18. Jahrhundert aus Chile und Peru nach Europa exportiert. PRIMAVERA LIFE hat aus dem heiligen Tal der Inkas ein 100-prozentiges ätherisches Öl im Angebot.

Biochemischer Schwerpunkt

32 bis 37 Prozent Aldehyde wirken beruhigend und antiviral. 18 bis 23 Prozent Monoterpene, vor allem Citral, sind verantwortlich für die atmosphärisch klärende, erfrischende und stimulierende Wirkung. Das Öl ist aufgrund der zu 15 bis 20 Prozent enthaltenen Sesquiterpene entzündungshemmend und kann den Blutdruck senken.

Psycho-physische Wirkungstendenz

Eisenkraut hilft uns dabei, alte Wege zu verlassen, Neues zu wagen. Es schenkt Optimismus und die Fähigkeit, den Augenblick zu genießen. Eisenkraut motiviert, stimuliert, stärkt Nerven und Geist und steigert die Konzentration. Es ist geeignet bei geistiger Erschöpfung und Antriebsschwäche. Das Öl pflegt bei fetter Haut und Akne und stärkt das Bindegewebe.

Duft

Frischer, zitronenartiger, klarer, blauer Morgen-
duft voller ansteckender Begeisterung, Freude
und überbordendem Optimismus. Vor allem das
100-prozentige Öl ist leicht krautig belebend.

Affirmation

Frischer, junger Morgen

Kombinationen

Bergamotte, Douglasfichte, Fichtennadel, Jasmin,
Lemongrass, Mandarine, Myrte, Neroli, Orange,
Riesentanne, Rosengeranie, Wacholder, Weißtanne,
Zeder, Zirbelkiefer, Zitrone.

Aroma-Wellness

Für Bade-, Körper- und Massageöle, Badesalz,
Balsam, Dampfbäder, Deos, Duschgel, Körperpeeling,
Masken, Shampoos, Splash Cologne, Sportöle,
Wohlfühlparfüms und Raumdüfte.

Dosierung

In Mischungen 2–3 Tropfen. Auf ein Taschentuch
geträufelt genügt 1 Tropfen als wunderbar klarer,
frischer Arbeitsduft. An heißen Sommertagen ein
erfrischender Duft, bei abgestandener Raumluft oder
im Auto, vor allem wenn in Sprayform angewendet.
2–5 Tropfen für grünen Tee.

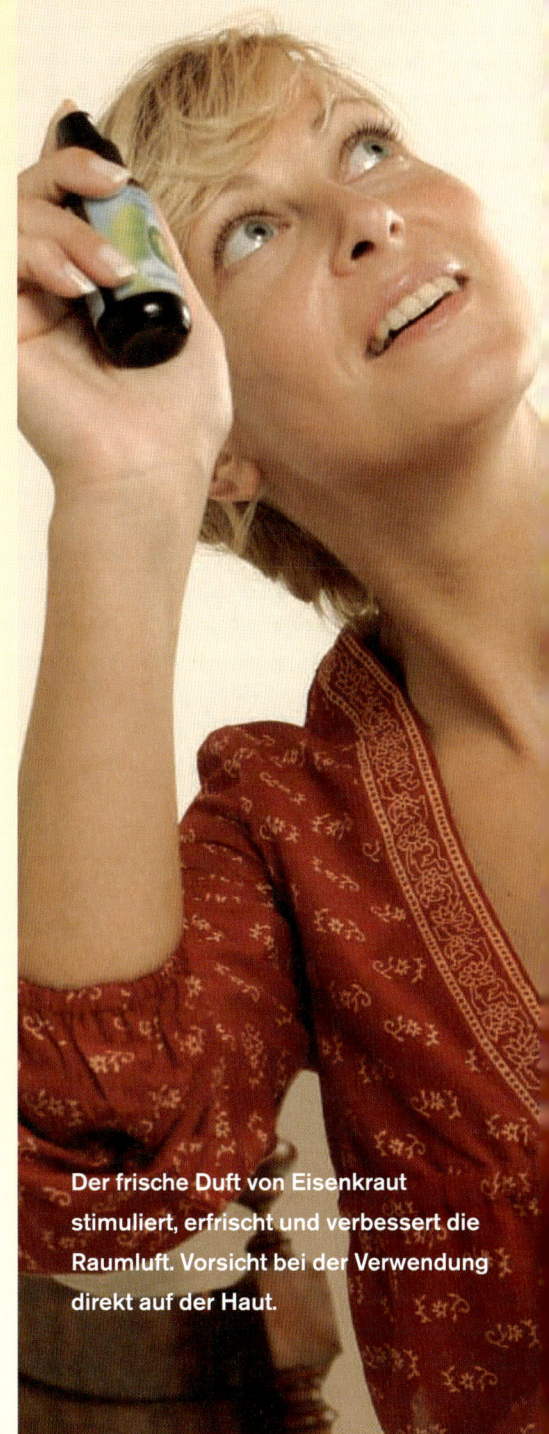

**Der frische Duft von Eisenkraut
stimuliert, erfrischt und verbessert die
Raumluft. Vorsicht bei der Verwendung
direkt auf der Haut.**

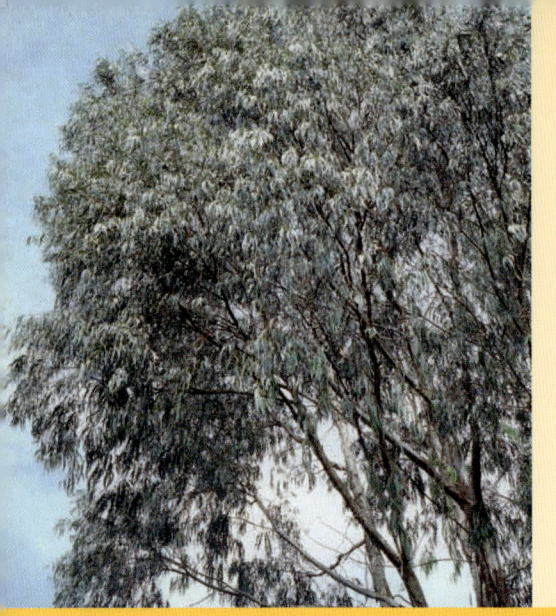

Grundlagen

PFLANZENFAMILIE: Myrtengewächse (Myrtaceae)

GEWINNUNGSART: Wasserdampfdestillation der Blätter und Zweige. 50 Kilo Blätter ergeben etwa einen Liter ätherisches Öl. Bei E. citriodora benötigt man sogar 90 Kilo pro Liter.

DUFTNOTE: Kopfnote

VERDUNSTUNGSZEIT: mittel bis kurz

Eukalyptus

EUCALYPTUS GLOBULUS, E. CITRIODORA

Wissenswertes

Eukalyptusöl ist ein Atmungsöl. Es lässt uns spontan Luft holen, erfrischt und erquickt unseren Geist und hält ihn hellwach. Eukalyptus wirkt keimtötend, regeneriert das Lungengewebe, fördert die Sauerstoffversorgung der Zellen und ist ein stark raumreinigender Duft. Gut für die kalte Jahreszeit. Das ätherische Öl wird auch gerne für Saunaaufgüsse verwendet.

Biochemischer Schwerpunkt

E. globulus: Der hohe Oxidgehalt (40 bis 70 Prozent) wirkt sehr krampflösend, atmungsaktivierend, antibakteriell und schützt vor Infektionskrankheiten.
E. citriodora: Enthält 60 bis 70 Prozent Aldehyde (z. B. Citral, Geranial), die eine entzündungshemmende, antivirale, fungizide und Insekten vertreibende Wirkung haben, aber auch leicht hautreizend wirken können. 20 bis 25 Prozent Monoterpeneole wirken stark bakterizid, fungizid und viruzid, sind dabei aber hautfreundlich.

Psycho-physische Wirkungstendenz

Aufbauender Duft, der anregend, erfrischend und antidepressiv wirkt. Eukalyptus lindert Erkältungskrankheiten, hilft bei Muskel- und Nervenschmerzen und ist für die Zellulitebehandlung geeignet.

Duft

E. globulus: Stechend scharfer, zugleich aber frischer, balsamischer Duft. Durchdringend, erinnert leicht an Kampfer, Brustbalsam und Medizin.

E. citriodora: Milder zitrusartiger, leicht blütiger Duft, der für Kinder besser geeignet ist.

Affirmation

Tiefe Klarheit atmen

Kombinationen

Angelika, Bergamotte, Douglasfichte, Eisenkraut, Grapefruit, Rosengeranie, Lavendel fein und extra, Lavendin, Mandarine, Pfefferminze, Orange, Petit Grain, Weißtanne, Zeder, Zitrone.

Aroma-Wellness

Für Bade-, Haut- und Massageöle, Badesalz, Balsam, Duschgel, Kompressen, Mundwasser, Sauna, sportliche Damen- und Herrenparfüms, Trocken- oder Dampfinhalationen und Raumdüfte.

Dosierung

Alleine 2–5 Tropfen (bei Erkältungen bis zu 8 Tropfen E. globulus). Zur Insektenabwehr bis zu 20 Tropfen E. citriodora zusammen mit Geranie, Lavendel, Basilikum, Lemongrass, Nelke oder Zeder (im Kinderzimmer maximal 5 Tropfen). Zum Inhalieren 1 Tropfen auf ein Taschentuch. Auf Duftsteine 2–3 Tropfen.

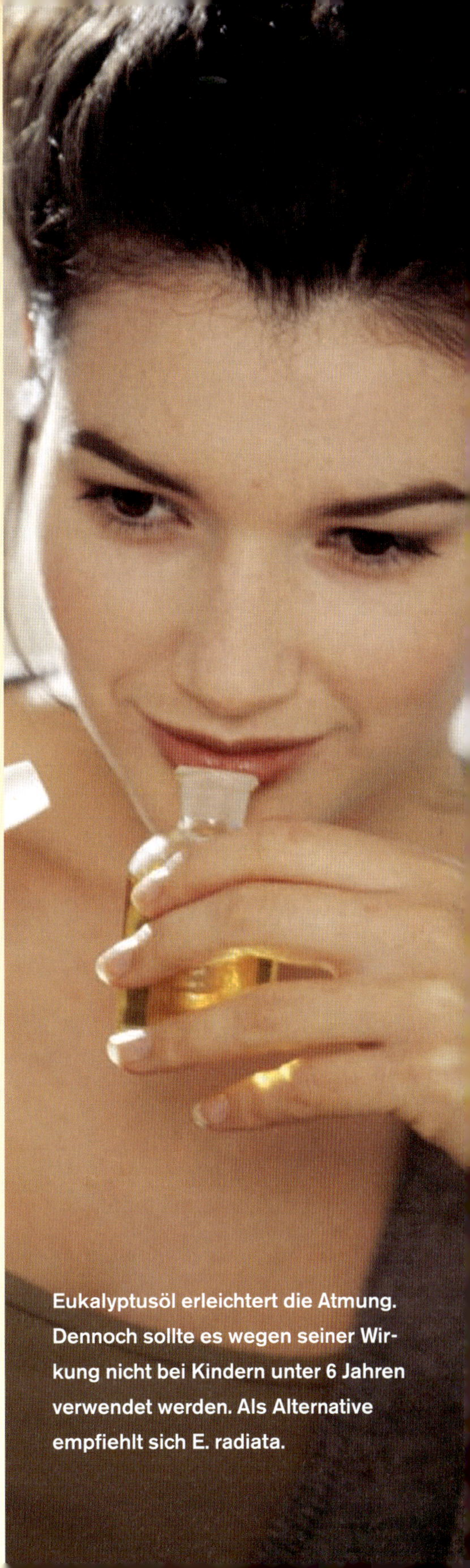

Eukalyptusöl erleichtert die Atmung. Dennoch sollte es wegen seiner Wirkung nicht bei Kindern unter 6 Jahren verwendet werden. Als Alternative empfiehlt sich E. radiata.

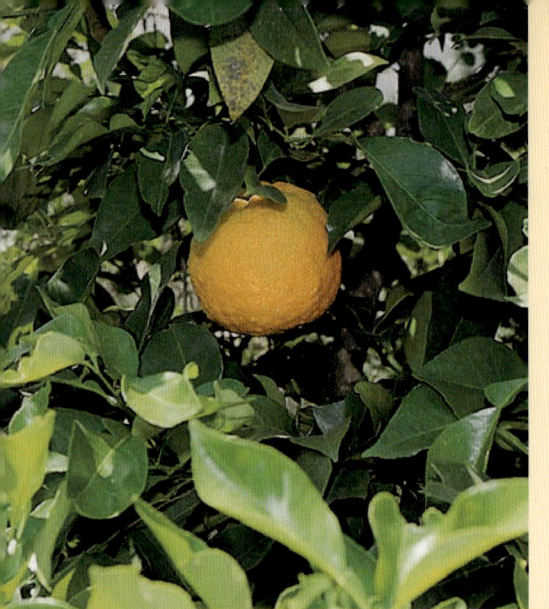

Grundlagen

PFLANZENFAMILIE: Rautengewächse (Rutaceae)

GEWINNUNGSART: Expression, Kaltpressung. Aus 200 bis 250 Kilo Fruchtschalen erhält man einen Liter ätherisches Grapefruitöl.

DUFTNOTE: Kopfnote

VERDUNSTUNGSZEIT: eher kurz

Grapefruit

CITRUS PARADISI

Wissenswertes

In ätherischem Grapefruitöl ist die volle Energie der Sommersonne gespeichert, weshalb es pure Lebensfreude weckt. Dem liebenswerten Duft kann sich kaum jemand entziehen. Denn die Essenz wirkt stimulierend auf die Ausschüttung körpereigener Endorphine (Glückshormone). Es eignet sich auch bei Ödemen und Zellulite, da es sehr harntreibend ist.

Biochemischer Schwerpunkt

Enthält über 90 Prozent Monoterpene, davon bis zu 98 Prozent Limonen. Aufgrund der enthaltenen Terpene, (z. B. Alpha-Pinen) ein stark stimmungserhellender Duft. Monoterpenreiche Essenzen erfrischen den Geist und erleichtern eine gute Konzentration, wirken stimulierend, tonisierend und durchblutungsfördernd, sie regen das Lymphsystem an und wirken leicht entwässernd.

Psycho-physische Wirkungstendenz

Die Essenz wirkt antidepressiv und euphorisierend, vermittelt ein positives Lebensgefühl, Lebenslust, Mut und Selbstvertrauen. Der vitalisierende Duft regt die Kreativität an, verströmt Optimismus und schafft eine erfrischende Wohnraumatmosphäre.

Duft

Zitrusartiger, heiterer, frisch fruchtiger, süßer, leicht herber, heller, lebhafter Duft voller Optimismus und Spannkraft.

Affirmation

Glücklicher Geist

Kombinationen

Ätherisches Grapefruitöl ist sehr kombinationsfreudig und kann mit allen in diesem Buch genannten Essenzen verbunden werden.

Aroma-Wellness

Für Bade-, Körper- und Massageöle, Badesalz, Duschgel, Kompressen zur Zellulitebehandlung, Mundwasser, Sauna, Splash Cologne, Wohlfühlparfüms und Raumdüfte.

Dosierung

Eine der beliebtesten Essenzen für die Raumbeduftung. Maximale Dosierung: 8–10 Tropfen. In Mischungen 2–7 Tropfen. Beim Lernen 1–2 Tropfen auf ein Taschentuch oder einen Duftstein träufeln. Für Drinks und Desserts gut geeignet. 1–2 Tropfen in Quark, Joghurt, Mineralwasser oder Tee geben.

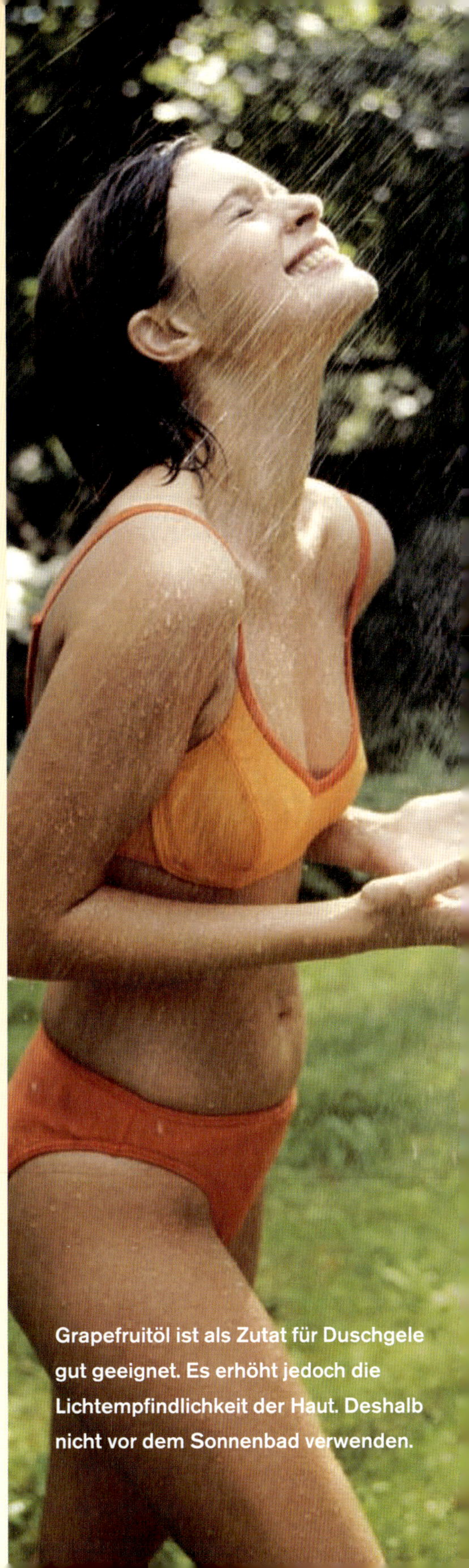

Grapefruitöl ist als Zutat für Duschgele gut geeignet. Es erhöht jedoch die Lichtempfindlichkeit der Haut. Deshalb nicht vor dem Sonnenbad verwenden.

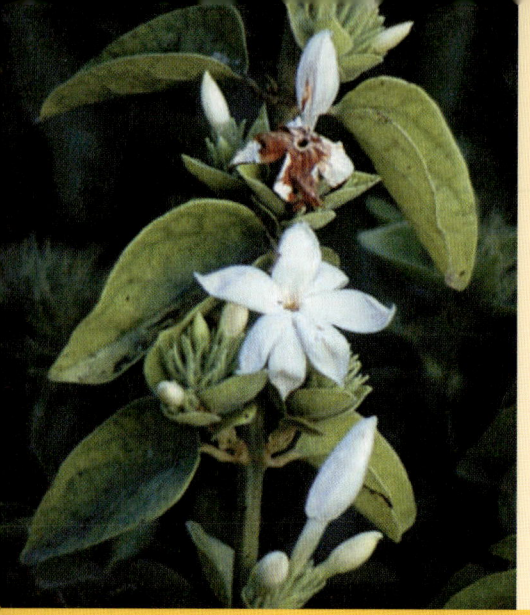

Grundlagen

PFLANZENFAMILIE: Ölbaumgewächse (Oleaceae)

GEWINNUNGSART: Hexanextraktion. Für einen Liter Jasmin absolue benötigt man acht Millionen Blüten. Das Öl wird auch in Alkoholverdünnung angeboten (z. B. 4-prozentig) oder lässt sich in Jojobaöl lösen (siehe Seite 75).

DUFTNOTE: Herznote

VERDUNSTUNGSZEIT: mittel bis lang

Jasmin

JASMINUM GRANDIFLORUM

Wissenswertes

Die Jasminpflanze war ursprünglich in Ostasien beheimatet. Heute wird sie u. a. in Marokko, Spanien und Frankreich angebaut. Jasmin weckt die Lebensgeister und wirkt sehr aufbauend bei Angstzuständen – es ist wirklich ein absoluter Stresskiller. Seir feines ätherisches Öl wird daher in der heutigen Aromatherapie sehr geschätzt. Es ist eines der wertvollsten, teuersten Öle, weshalb es oft gefälscht wird.

Biochemischer Schwerpunkt

Ein hoher Esteranteil (über 50 Prozent) ist verantwortlich für die entspannende Wirkung. Das enthaltene Benzylbenzoat wirkt anregend und zugleich stresslindernd. Den typischen Duft erzeugt der geringe Jasmon- und Indolanteil (5 bis 7 Prozent).

Psycho-physische Wirkungstendenz

Jasminöl wird in der Aromapflege und im Aroma-Wellness-Bereich wegen seiner die Psyche stärkenden Eigenschaften geschätzt. Es wirkt vor allem auf emotionaler Ebene, hilft bei Ärger, Missmut und Niedergeschlagenheit. Jasmin löst Blockaden und Ängste, öffnet das Herz, wirkt antidepressiv und leicht bis stark euphorisierend. Ein klassisches Aphrodisiakum. Jasmin kann bei PMS, Kopfschmerzen und Hautentzündungen Linderung bringen.

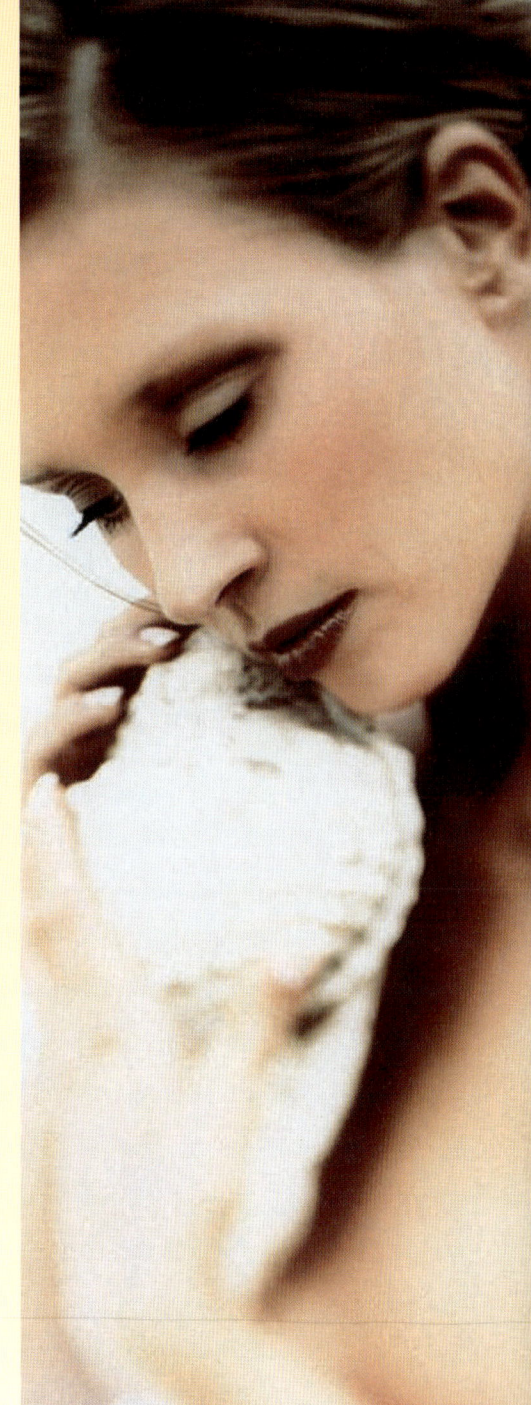

Duft

Ein exotischer, süß blumiger, sinnlich weicher, rosen-ähnlicher Duft.

Affirmation

Sinnliche Poesie

Kombinationen

Agrumenöle (Zitrusöle), Eisenkraut, Rosengeranie, Ho-Blätter, Koriander, Lemongrass, Minze, Muska-tellersalbei, Neroli, Palmarosa, Rosenholz, Sandelholz, Vetiver, Ylang-Ylang, Zeder.

Aroma-Wellness

Für Bade-, Körper- und Massageöle, Badesalz, Duschgel und Wohlfühlparfüms.

Dosierung

Stimmungsvoller privater Raumduft; in öffentlichen Räumen nur in hoher Verdünnung und eingebettet in eine warme Basisnote und belebende Kopfnoten. Einzeln verwendet maximal 2 Tropfen, in Mischungen 1–2 Tropfen. Zur leichteren Dosierung verdünnen Sie 5 Tropfen reines Jasminöl in 5 ml Alkohol oder Jojobaöl und geben davon 2–5 Tropfen in Duftlampe, -stein oder -Streamer.

Jasminöl weckt die Lebensgeister und hilft, Stress abzubauen. Da es auf-grund des Hexanverfahrens Lösungs-mittelrückstände enthalten kann, nicht innerlich anwenden.

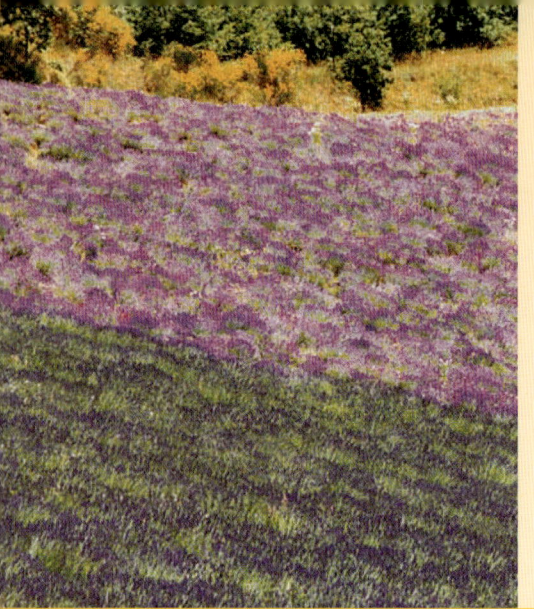

Grundlagen

PFLANZENFAMILIE: Lippenblütler (Labiateae)

GEWINNUNGSART: Wasserdampfdestillation der Blütenrispen und Stängel. Man benötigt 140 bis 160 Kilo Pflanzenmaterial für einen Liter echtes Lavendelöl.

DUFTNOTE: Herznote

VERDUNSTUNGSZEIT: mittel

Lavendel fein

LAVENDULA OFFICINALIS, L. VERA, L. NGUSTIFOLIA

Wissenswertes

Lavendel extra oder Berglavendelöl wird aus Pflanzen gewonnen, die in Höhenlagen über 800 Meter wachsen (v. a. in der Provence). Das Öl ist besonders hochwertig, da es mehr als 300 Inhaltsstoffe in sich versammelt.

Lavendel fein stammt aus Lavendelkulturen. Lavendelöl zählt zu den wichtigsten und unentbehrlichsten Ölen der Aromatherapie und im Aroma-Wellness-Bereich.

Biochemischer Schwerpunkt

Lavendel hat einen hohen Esteranteil (40 bis 50 Prozent). Der Hauptinhaltsstoff Linalylazetat ist verantwortlich für die stark beruhigende, entkrampfende und ausgleichende Wirkung. 25 bis 45 Prozent Monoterpeneole (davon bis 40 Prozent Linalolanteil) im Lavendel sorgen für die stark viruzide und fungizide Wirkung.

Psycho-physische Wirkungstendenz

Lavendel fein wirkt antidepressiv, entlastet bei Stress, sorgt für erholsamen Schlaf, besänftigt, beruhigt und harmonisiert. Das Öl ist wohltuend bei erhitztem Gemüt, Stress, Nervosität und schenkt inneren Frieden. Lavendel hat den Kreislauf entlastende und angenehm regenerierende Eigenschaften.

Duft

Lavendel extra oder Berglavendel: frische, wild-krautige, würzige Note

Lavendel fein: milde, krautige Note mit leicht blumigem, frischem Flair. Hat das feinste und edelste Bouquet.

Affirmation

Mitte und Entspannung

Kombinationen

Kann mit allen in diesem Buch genannten ätherischen Ölen gemischt werden, vor allem mit entspannenden und beruhigenden Ölen wie Benzoe, Ho-Blatt, Honig, Kamille römisch oder wild und Linaloeholz.

Aroma-Wellness

Für Bade-, Körper- und Massageöle, Badesalz, Duschgel, Gesichtskompressen, Wohlfühlparfüms und Raumdüfte.

Dosierung

Einzeln verwendet 2–6, in Mischungen 1–5 Tropfen. Für ein Schlaftüchlein 1–2 Tropfen auf ein Taschentuch träufeln und auf das Kopfkissen legen. Alternativ 2–3 Tropfen auf einen Duftstein geben. In der Aromaküche gut für ein exquisites Eis geeignet. Gering dosieren.

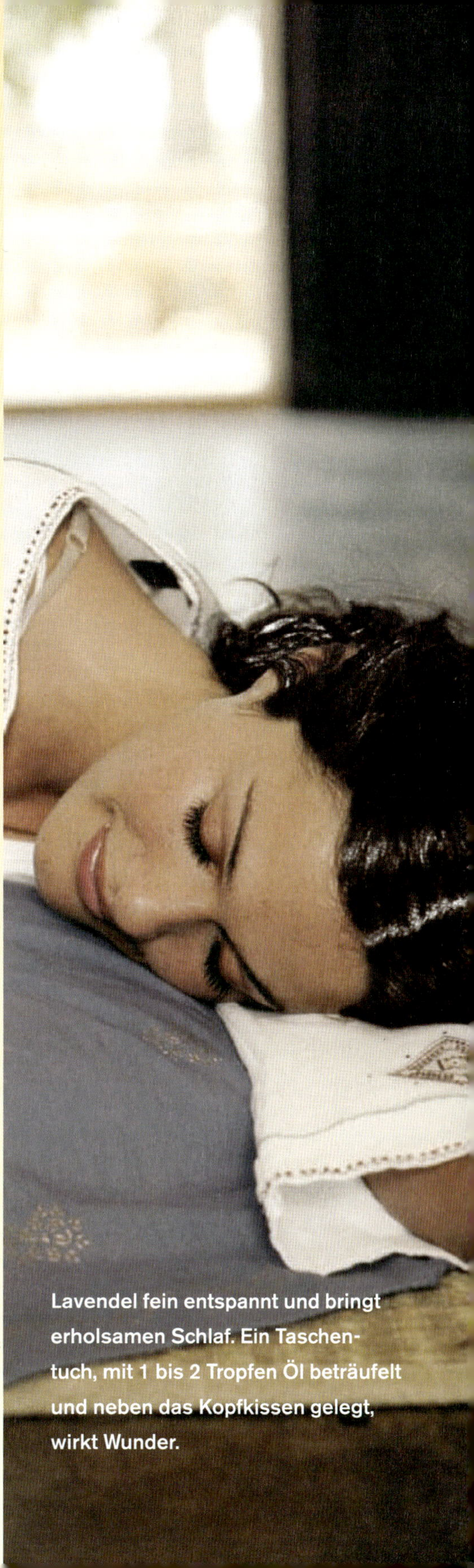

Lavendel fein entspannt und bringt erholsamen Schlaf. Ein Taschentuch, mit 1 bis 2 Tropfen Öl beträufelt und neben das Kopfkissen gelegt, wirkt Wunder.

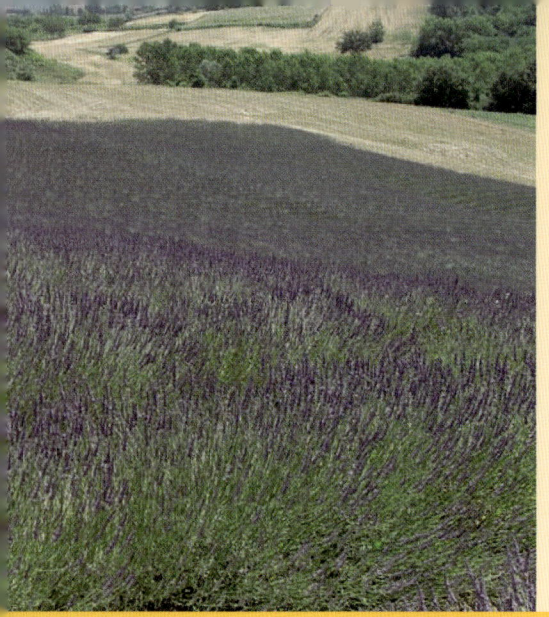

Grundlagen

PFLANZENFAMILIE: Lippenblütler (Labiateae)

GEWINNUNGSART: Wasserdampfdestillation. Da für einen Liter nur 70 bis 80 Kilo der Blütenrispen und Stängel benötigt werden, ist Lavendin deutlich günstiger als Lavendel fein.

DUFTNOTE: Herznote

VERDUNSTUNGSZEIT: mittel

Lavendin
LAVENDULA HYBRIDA

Wissenswertes

Lavendin ist eine Kreuzung zwischen einem Berg- und Speiklavendel – daher der anregende Duft. Obwohl er auch Putzlavendel genannt wird (lateinisch lavare = waschen), ist er nicht nur als Haushaltsreiniger sondern auch zum Säubern von Wunden geeignet.

Biochemischer Schwerpunkt

Die enthaltenen Monoterpenole (25 bis 45 Prozent) mit rund 30 Prozent Linaloolanteil haben eine antibakterielle, viruzide und fungizide Wirkung.

Psycho-physische Wirkungstendenz

Aufgrund des leichten Kampferanteils wirkt Lavendin (im Gegensatz zu Lavendel fein) eher anregend und weniger beruhigend. Sein frischer Duft schafft Klarheit, erfrischt und wirkt konzentrationsfördernd.
Lavendin ist zudem ein hervorragendes Abwehrmittel gegen Mücken und hält Motten fern. In Verbindung mit Zitrone und Lemongrass klärt es die Raumluft.

Duft

Frischer, krautiger bis stechender, leicht kampfer-
artiger Duft.

Affirmation

Frische
Reinlichkeit

Kombinationen

Kann mit allen anderen in diesem Buch genannten
ätherischen Ölen gemischt werden.

Aroma-Wellness

Für Bade-, Körper- und Massageöle, Badesalz,
Duschgel, Gesichtskompressen, Wohlfühlparfüms
und Raumdüfte.

Dosierung

Einzeln 2–6, in Mischungen 1–5 Tropfen. Für Raum-
luft-Airsprays 1–2 Tropfen Lavendin, 2–3 Tropfen
Zitrone und 3–5 Tropfen Lemongrass in 1 ml Alkohol
geben und mit Lavendelwasser, Orangenblütenwasser oder Mineralwasser auf 50 ml auffüllen.

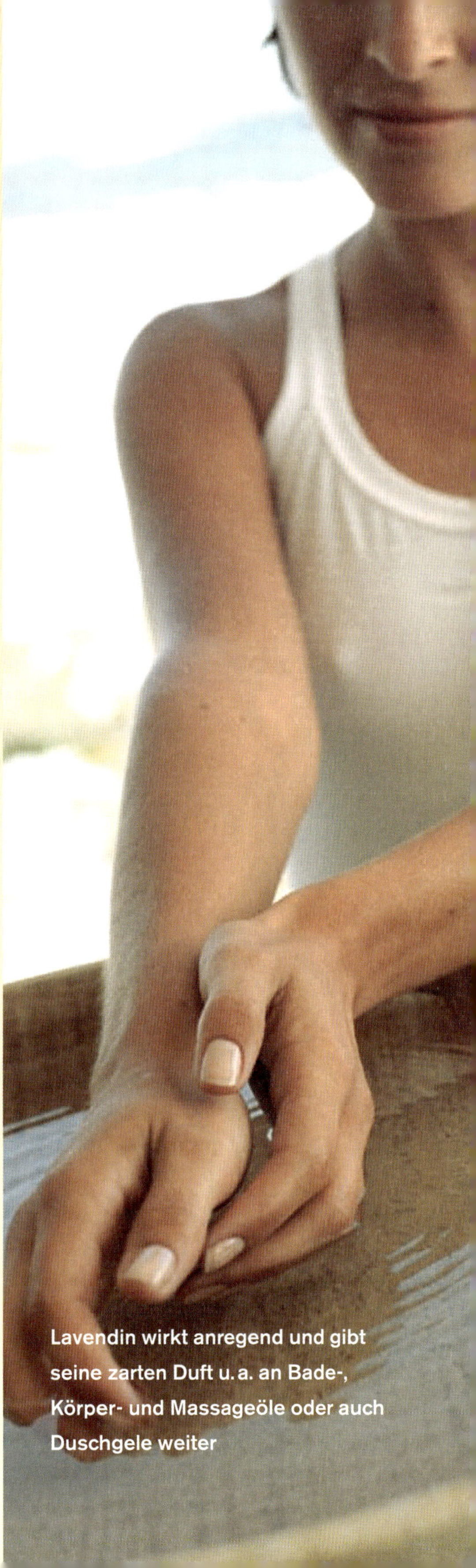

Lavendin wirkt anregend und gibt
seine zarten Duft u. a. an Bade-,
Körper- und Massageöle oder auch
Duschgele weiter

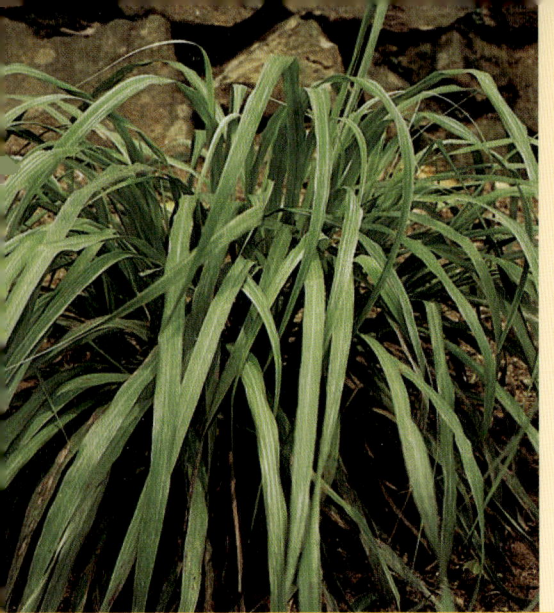

Grundlagen

PFLANZENFAMILIE: Süßgräser (Graminaceae)

GEWINNUNGSART: Wasserdampfdestillation. Für einen Liter Lemongrassöl werden 50 Kilo des tropischen Grases benötigt.

DUFTNOTE: Kopfnote

VERDUNSTUNGSZEIT: relativ kurz

Lemongrass

CYMBOPOGON FLEXUOSUS

Wissenswertes

Ein Duft, frisch und hell wie der junge Tag, mit kraftvoll sonniger Ausstrahlung: Lemongrassöl ist ideal für Morgenmuffel und dient zudem zur Insektenabwehr. Ein besonders feines Öl wird aus dem Lemongrass der Bergregionen des Himalaya gewonnen. Ohne das Lemongras ist die feine asiatische Küche nicht denkbar, es gibt Wok- und Pfannengerichten den exotischen Touch.

Biochemischer Schwerpunkt

Wegen des hohen Aldehydanteils, davon 70 bis 85 Prozent Citral, ist Lemongrassöl ausgesprochen gut geeignet zur Raumdesinfektion sowie zur Aktivierung und Ionisierung der Raumluft.

Psycho-physische Wirkungstendenz

Der Duft wirkt antidepressiv, hilft Ängste, Müdigkeit und Konzentrationsschwäche zu überwinden, hellt die Stimmung deutlich auf und erfrischt.
Lemongrassöl wirkt stark antiseptisch, antiviral und hat eine stark beruhigende Wirkung auf das zentrale Nervensystem.

Duft

Scharfer, spitzer, zitronenartiger Duft mit frischer, kühler, kraftvoller, belebender Grünnote. In Mischungen bringt es eine intensive, helle Duftstrahlung.

Affirmation

Frischekick für den Geist

Kombinationen

Alle Agrumenöle (Zitrusdüfte), Angelika, Basilikum, Douglasfichte, Eisenkraut, Ho-Blätter, Koriander, Lavendel fein, Lavendin, Myrte, Muskatellersalbei, Neroli, Palmarosa, Petit Grain, Rose, Rosenholz, Wacholder, Weißtanne, Sandelholz, Ylang-Ylang, Zeder, Zirbelkiefer.

Aroma-Wellness

Für Aknebehandlungen, Bade-, Körper- und Massageöle (in Verdünnungen), Badesalz, Splash Cologne, Duschgel, Wohlfühlparfüms und Raumdüfte.

Dosierung

Einzeln 1–8 Tropfen, besser jedoch in Mischungen (1–3 Tropfen). Zur Konzentrationsförderung je 1 Tropfen Lemongrass und Zitrone auf ein Taschentuch oder einen Duftstein träufeln. Eine Mischung mit Koniferen- oder Zitrusölen ist ideal als Raumduft.

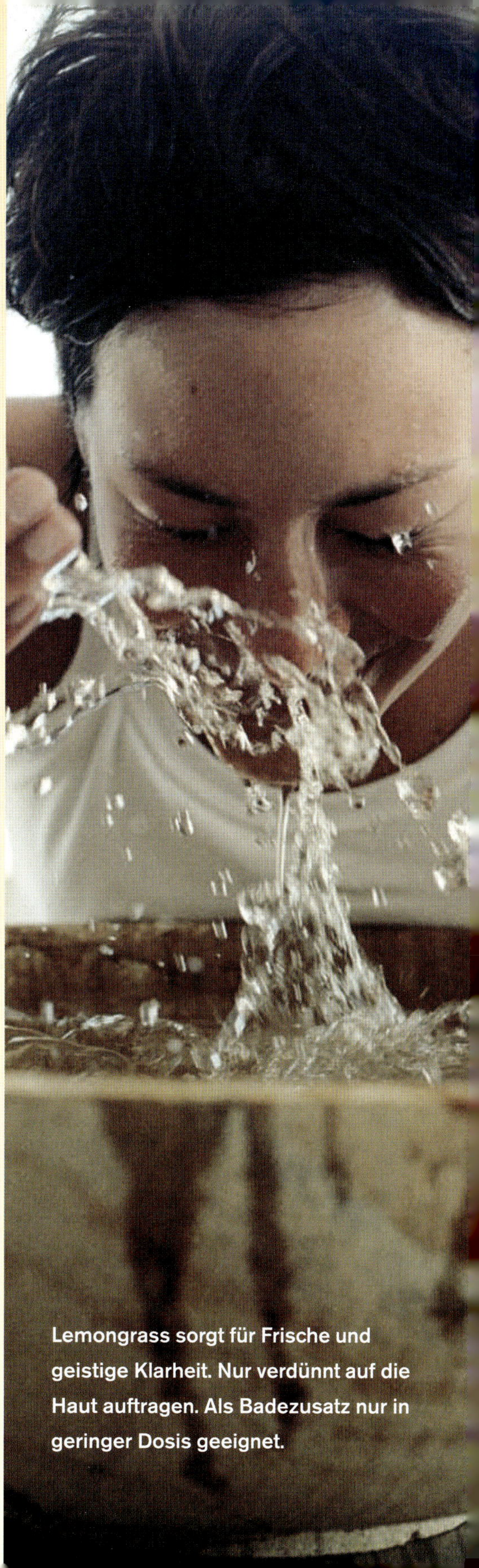

Lemongrass sorgt für Frische und geistige Klarheit. Nur verdünnt auf die Haut auftragen. Als Badezusatz nur in geringer Dosis geeignet.

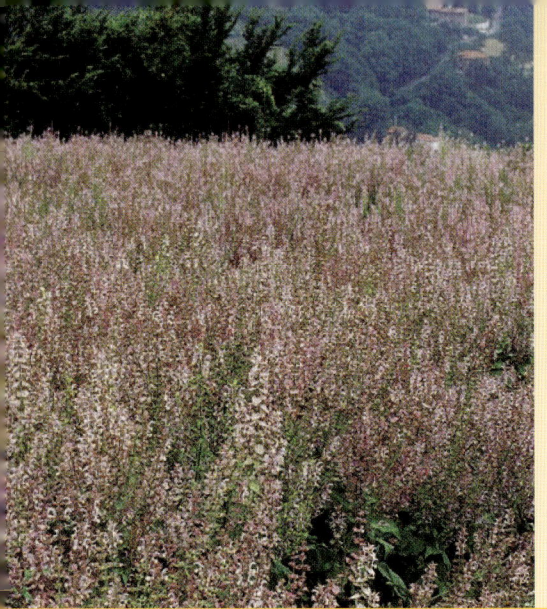

Grundlagen

PFLANZENFAMILIE: Lippenblütler (Labiateae)

GEWINNUNGSART: Wasserdampfdestillation der ganzen blühenden Pflanze. Aus bis zu 110 Kilo erhält man einen Liter ätherisches Öl.

DUFTNOTE: Herznote

VERDUNSTUNGSZEIT: mittel

Muskatellersalbei

SALVIA SCLAREA

Wissenswertes

Muskatellersalbei ist ein beliebtes Öl in der Aromapflege und Kosmetik. Es wirkt sehr positiv auf die Psyche, lenkt von negativen Gedanken ab und zeigt neue Wege auf. Ein euphorisierendes Öl, das die Ausstrahlung verbessert und die Kreativität fördert. Wegen seiner positiven Wirkung bei Frauenleiden gilt Muskatellersalbeiöl als das Frauenöl schlechthin.

Biochemischer Schwerpunkt

Der sehr hohe Esteranteil (80 Prozent, davon 60 bis 75 Prozent Linalylazetat), ist verantwortlich für die stark harmonisierende, ausgleichende und antidepressive Wirkung. Der Anteil an Sesquiterpenen wirkt blutdrucksenkend und regeneriert die Haut. zwei Prozent Sclareol wirken östrogenähnlich und harmonisieren bei Monatsbeschwerden und im Klimakterium und lindern PMS-Beschwerden.

Psycho-physische Wirkungstendenz

Die Essenz wirkt antidepressiv, vitalisierend, krampflösend und verjüngend, stärkt die Psyche, gibt Mut und Selbstvertrauen, hilft gegen Angst und Melancholie und entspannt bei Stress. Aromatherapeuten empfehlen den Duft beim Burn-out-Syndrom und in der Midlifecrisis.

Duft

Frisch krautiger, würziger, heuähnlicher Duft mit harzigem, weinartigem und süßlichem Bouquet und leicht narkotischer, animalischer Ambranote.

Affirmation

Inspiration finden

Kombinationen

Basilikum, Bergamotte, Clementine, Eisenkraut, Rosengeranie, Grapefruit, Jasmin, Koriander, Lavendel fein, Limette, Mandarine, Sandelholz, Ylang-Ylang, Zeder, Zitrone, Zypresse.

Aroma-Wellness

Für Bade-, Körper- und Massageöle, Badesalz, Balsam, Duschgel, Shampoo, Splash Cologne, Wohlfühlparfüms und Raumdüfte.

Dosierung

Einzeln verwendet ist der Duft beinahe zu streng – maximal 2–3 Tropfen. Für gute Träume geben Sie 1 Tropfen auf ein Taschentuch oder aufs Kopfkissen. In Mischungen 2–5 Tropfen. Wenn Sie 3–5 Tropfen mit 50 g Meersalz mischen, haben Sie ein feines Würzsalz für Fleisch oder Gemüse.

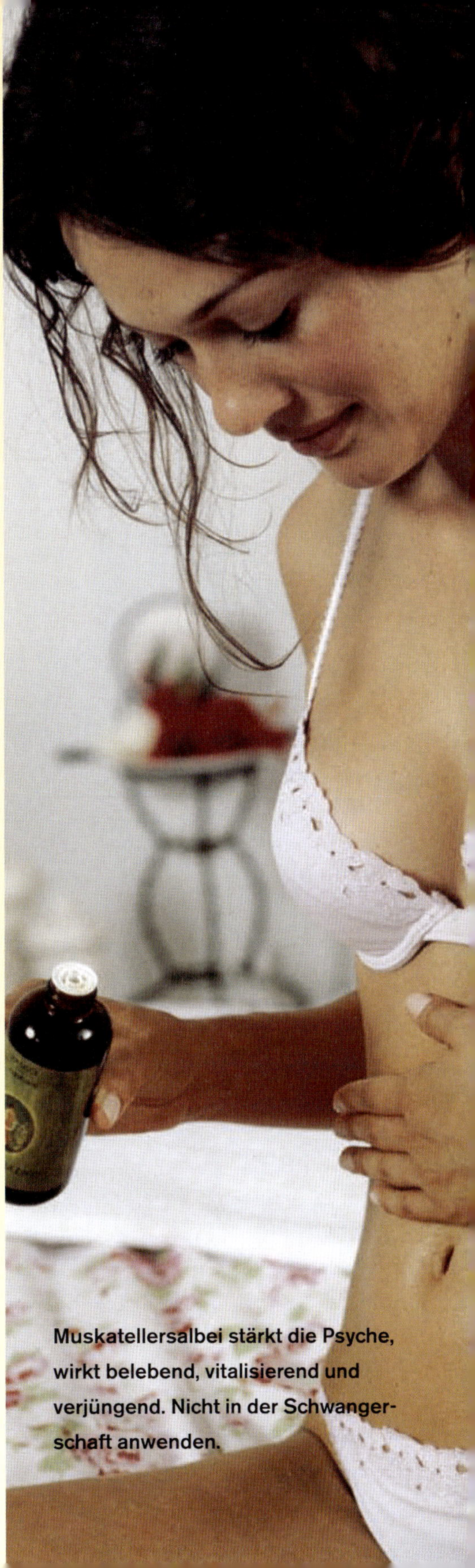

Muskatellersalbei stärkt die Psyche, wirkt belebend, vitalisierend und verjüngend. Nicht in der Schwangerschaft anwenden.

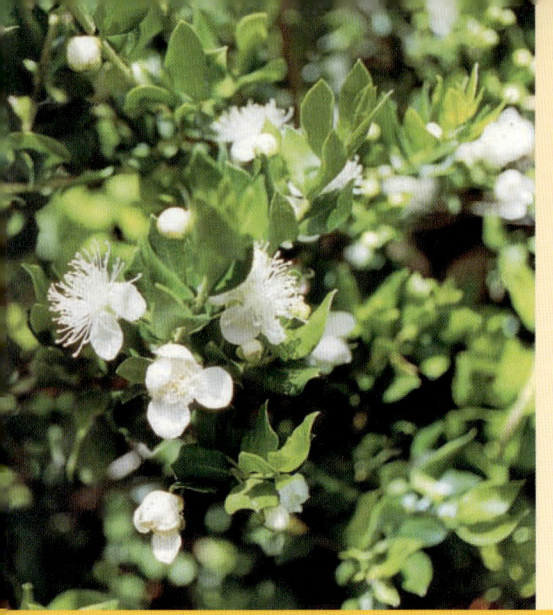

Grundlagen

PFLANZENFAMILIE: Myrtengewächse (Myrtaceae)

GEWINNUNGSART: Wasserdampfdestillation. Rund 200 Kilo Blüten, Blätter und Zweige ergeben einen Liter Myrtenöl.

DUFTNOTE: Kopfnote

VERDUNSTUNGSZEIT: kurz

Myrte

MYRTUS COMMUNIS, M. COMMUNIS ANDEN

Wissenswertes

Im antiken Griechenland war der immergrüne Myrtenstrauch Aphrodite geweiht, der Göttin der Liebe und der Schönheit. Noch heute tragen Bräute Myrtenkränzchen als Symbol ihrer Reinheit, Schönheit und Liebe. Myrtenöl ist ein beliebter Badezusatz, denn es wirkt entspannend und wohltuend auf der Haut. Ein besonders feines Öl wird aus Andenmyrte gewonnen, die in 2000 bis 4000 Meter Höhe wächst.

Biochemischer Schwerpunkt

Der relativ hohe Anteil an Oxiden (bis 50 Prozent) ist verantwortlich für die schleimlösende, antiseptische, antivirale, tonisierende und stimulierende, zugleich aber auch entkrampfende Wirkung.
Das mildere Andenmyrtenöl enthält über 60 Prozent Alpha-Pinen, ein luftreinigendes Monoterpen.

Psycho-physische Wirkungstendenz

Die Essenz ist zum einen psychisch anregend, aufbauend und stimmungsaufhellend, zum anderen aber auch beruhigend. Das Öl ist ein klassisches Antistressöl, hilft gegen zu große Anspannungen und Nervosität. Die Essenz wirkt kühlend und fiebersenkend, hilft bei Ödemen, Stauungen des Lymphsystems und Atemwegsbeschwerden. Äußerlich wirkt sie zellregenerierend und entzündungshemmend.

Duft

Frischer, klarer, leicht nach Eukalyptus riechender, würziger Duft. Andenmyrte riecht zitrusartig, leicht aromatisch und blumig.

Affirmation

Schönheit und Liebe

Kombinationen

Alle Agrumenöle (Zitrusöle), Angelika, Basilikum, Douglasfichte, Eisenkraut, Koniferenöle, Kamille römisch, Minze, Neroli, Palmarosa, Rose, Rosengeranie, Vanille, Weißtanne, Zeder, Zirbelkiefer.

Aroma-Wellness

Für Aknebehandlungen, Bade-, Körper- und Massageöle, Badesalz, Zellulitebehandlungen, Duschbalsam, Inhalationen, Kompressen, Mundwasser, Peeling, Sauna, Splash Cologne, Wohlfühlparfüms und Raumdüfte.

Dosierung

Einzeln verwendet 6–8, in Mischungen 2–5 Tropfen. Für ein Erfrischungstuch 1–3 Tropfen auf ein Taschentuch träufeln. Für Duftsteine 1–5 Tropfen. 3 Tropfen Myrten- und 4 Tropfen Zitronenöl tilgen Rauchgeruch in der Raumluft und schützen vor Infekten.

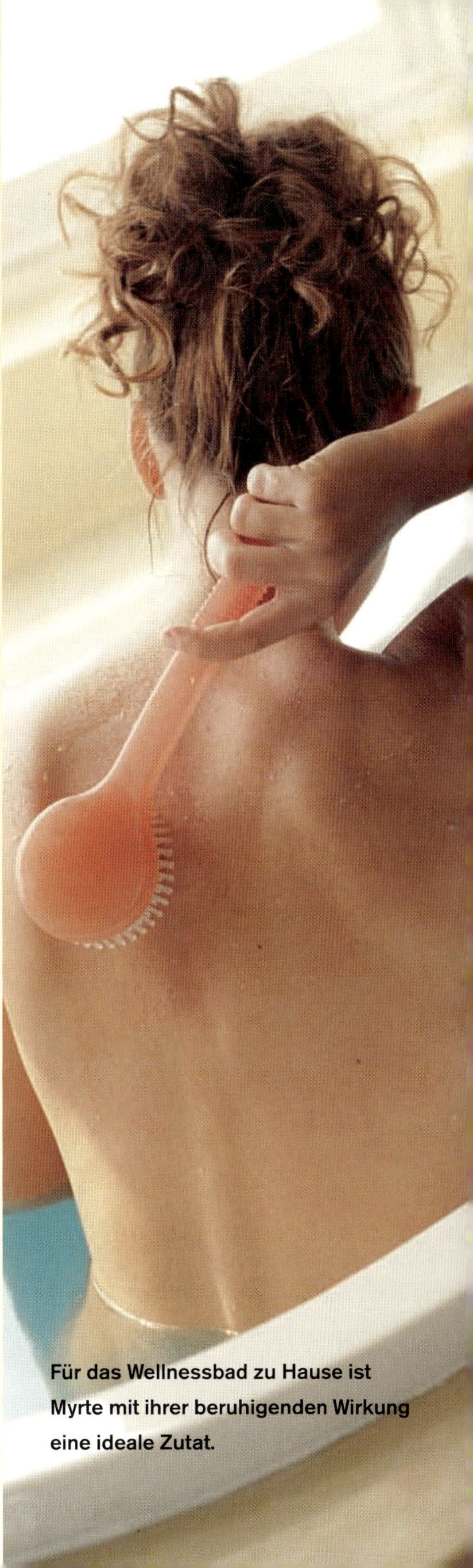

Für das Wellnessbad zu Hause ist Myrte mit ihrer beruhigenden Wirkung eine ideale Zutat.

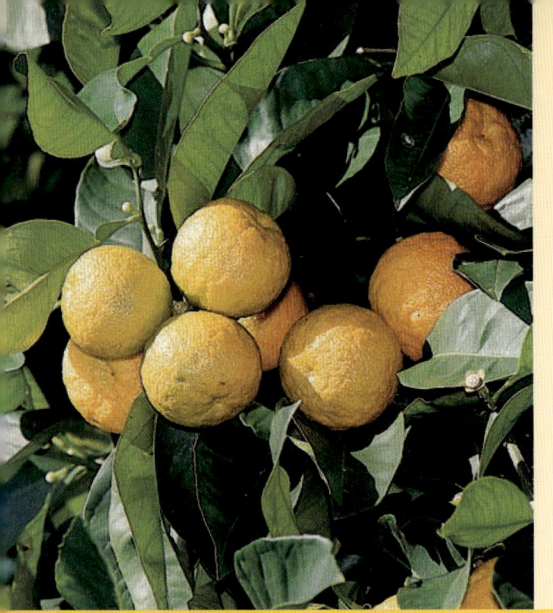

Grundlagen

PFLANZENFAMILIE: Rautengewächse (Rutaceae)

GEWINNUNGSART: Wasserdampfdestillation der Blüten. Für einen Liter Neroliöl werden 1200 bis 1500 Kilo Blüten benötigt. Aus diesem Grund zählt Neroli zu den teuersten und kostbarster ätherischen Ölen.

DUFTNOTE: Herznote mit starker Tendenz zur Kopfnote

VERDUNSTUNGSZEIT: mittel bis kurz

Neroli

CITRUS AURANTIUM

Wissenswertes

Das duftende Orangenblütenöl erhielt seinen Namen im 17. Jahrhundert von der römischen Prinzessin Nerola. Das ätherische Öl war ihr Lieblingsparfüm und sie beduftete sogar ihre Handschuhe damit. In der Aromatherapie gilt es als Notfallöl (Rescue) und wird bei Schockzuständen und starken psychischen Belastungen eingesetzt.

Biochemischer Schwerpunkt

Die bis zu 60 Prozent enthaltenen Monoterpenole haben stimmungsaufhellende und das Immunsystem stimulierende Eigenschaften, wirken bakterizid, fungizid und antiviral und stark regenerierend auf die Haut. Bis zu 18 Prozent Monoterpene beleben und erfrischen den Geist. Der Esteranteil (18 Prozent) schmeichelt der Seele und wirkt entkrampfend.

Psycho-physische Wirkungstendenz

Neroli zählt zu den Ölen mit der stärksten psychisch-emotionalen Wirkung. Es ist ein wahres Nerventonikum und hilft bei Energieabfall, Leistungsschwäche, Prüfungs- und anderen Ängsten. Es stärkt Selbstachtung und Selbstvertrauen, wirkt antidepressiv, aufbauend, beruhigend, harmonisierend, schlaffördernd und stabilisierend. Neroli ist ein ideales Aphrodisiakum.

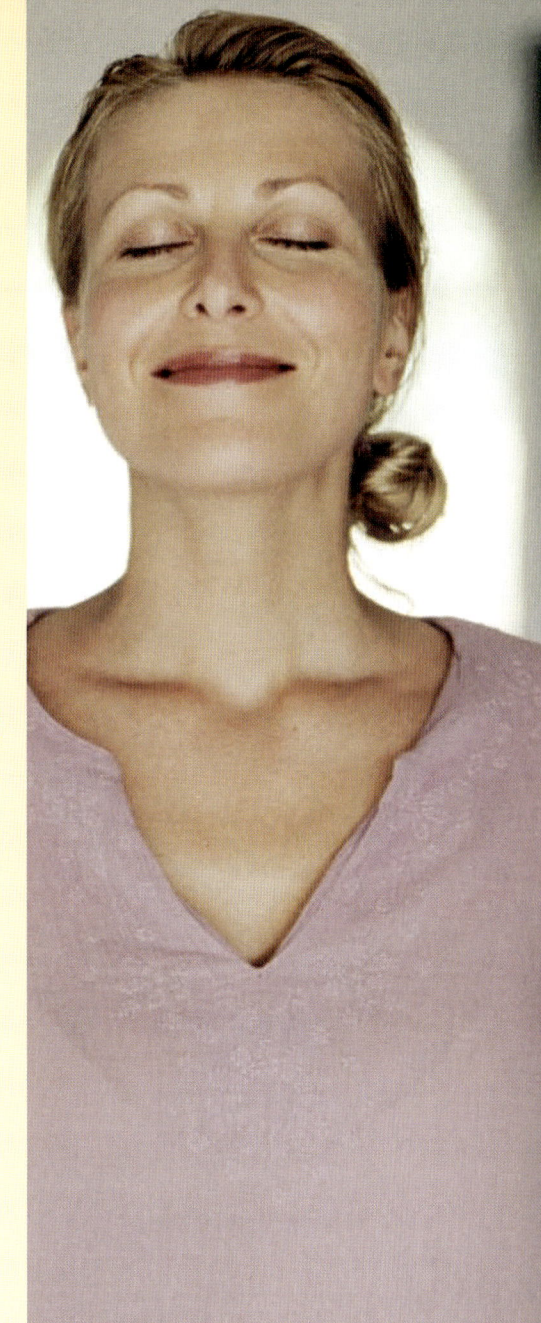

Duft

Süßer, warmer, herber, lebhafter, strahlender Duft mit leicht würziger Note.

Affirmation

Glück geht durch die Nase

Kombinationen

Bergamotte, Douglasfichte, Eisenkraut, Grapefruit, Ho-Blätter, Jasmin, Kamille römisch, Koriander, Lavendel fein, Lemongrass, Linaloefrucht, Limette, Melisse, Myrte, Mandarine, Rose, Rosenholz, Sandelholz, Vanille, Ylang-Ylang, Zeder, Zitrone.

Aroma-Wellness

Für Aknebehandlungen, Bade-, Körper- und Massageöle, Badesalz, Zellulite- und Couperosebehandlungen, Duschbalsam, Kompressen, Peeling, Sauna, Shampoo, Splash Cologne, Trockeninhalationen, Wohlfühlparfüms und Raumdüfte.

Dosierung

Einzeln 1–3 Tropfen, in Mischungen reichen 1–2 Tropfen. Für ein »Notfalltüchlein« genügt 1 Tropfen auf einem Taschentuch. Im Krankenzimmer unterstützt ein Duftstein mit 1–2 Tropfen die Genesung.

Stimmungsaufhellend und hautregenerierend wirkt Neroli in den unterschiedlichsten Produkten wie Bade- oder Körperölen.

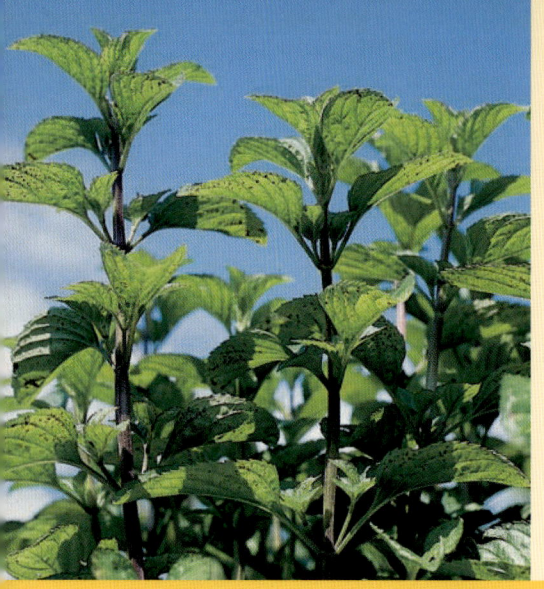

Grundlagen

PFLANZENFAMILIE: Lippenblütler (Labiatae)

GEWINNUNGSART: Wasserdampfdestillation aus der ganzen Pflanze. Man benötigt etwa 100 Kilo für einen Liter Pfefferminzöl.

DUFTNOTE: Kopfnote

VERDUNSTUNGSZEIT: kurz

Pfefferminze

MENTHA PIPERITA

Wissenswertes

Pfefferminze ist eine der ältesten und vielseitigsten Heilpflanzen. Die klassischen Anbaugebiete liegen im Mittelmeerraum, in erster Linie in Frankreich und Italien. Minzöl wirkt überaus erfrischend und gilt als das Reiseöl schlechthin, denn es mindert Kopfweh und Übelkeit und regt die Verdauung an. Bei Leberstauung 1 Tropfen langsam im Mund zergehen lassen.

Biochemischer Schwerpunkt

Hoher Monoterpenolanteil (bis 60 Prozent). Minze wirkt stimulierend auf das Immunsystem, regenerierend auf die Haut, antibakteriell und antiviral. Aufgrund des Ketonanteils (bis 15 Prozent) stark schleimlösend. Vorsicht: Acker- und Nanaminze haben einen bis zu 70-prozentigen Ketonanteil und sind daher für Aroma-Wellness-Anwendungen nicht geeignet! Der hohe Estergehalt (70 Prozent) macht die milde Bergamotteminze zu einer Wohltat für die Seele.

Psycho-physische Wirkungstendenz

Pfefferminze wirkt Ängsten entgegen, hilft Depressionen, Müdigkeit und Konzentrationsschwächen zu überwinden, steigert die Denkfähigkeit, hellt die Stimmung auf, erfrischt und verspricht bei Wetterfühligkeit schnelle Hilfe.

Duft

Frischer, leicht scharfer, kühlender, klarer Duft. Bergamotteminze duftet fruchtiger als die anderen Minzarten.

Affirmation

Kühlend-
klare Frische

Kombinationen

Alle Agrumenöle (Zitrusdüfte), Angelika, Basilikum, Douglasfichte, Eisenkraut, Ho-Blätter, Jasmin, Lavendin, Myrte, Neroli, Palmarosa, Petit Grain, Rose, Rosenholz, Wacholder, Weißtanne, Ylang-Ylang, Zeder, Zirbelkiefer.

Aroma-Wellness

Für Körper- und Massageöle (auch pur zu verwenden), Splash Cologne, Sportöle bei Muskelkater, Wohlfühlparfüms und Raumdüfte.

Dosierung

Einzeln 1–5, in Mischungen 1–3 Tropfen. Bei Kopfschmerzen massieren Sie die Schläfen mit je 1 Tropfen Minzöl. Für ein »Denktüchlein« je 1 Tropfen Minze und Zitrone auf ein Taschentuch träufeln. Erfrischend: 1 Tropfen Minze und 1–3 Tropfen Orangenblütenwasser in ein Glas Mineralwasser geben.

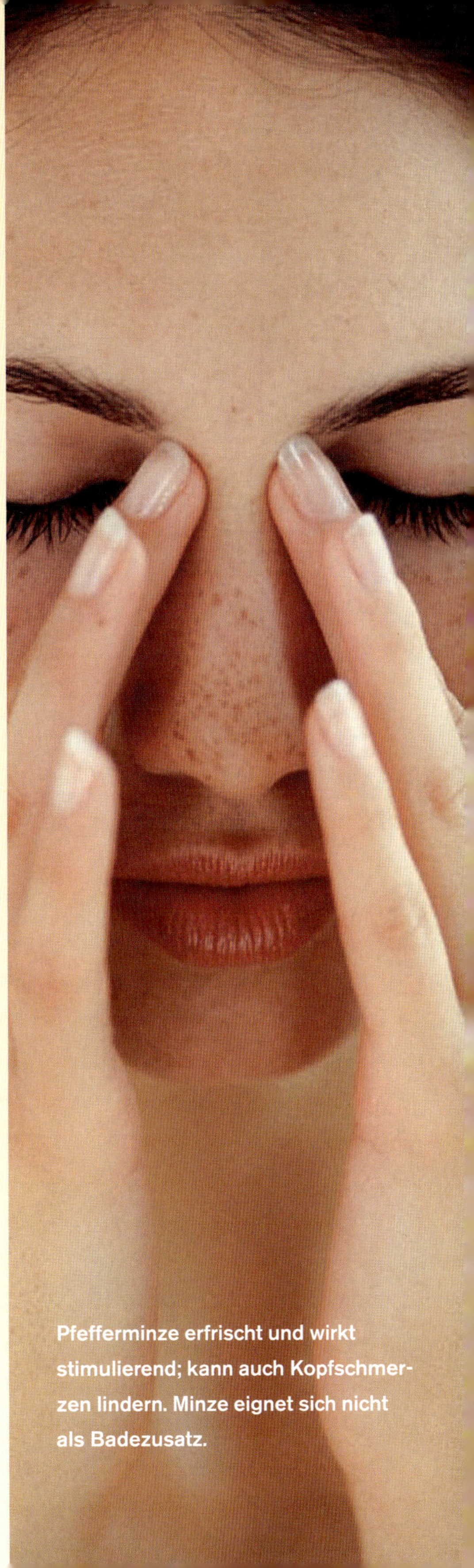

Pfefferminze erfrischt und wirkt stimulierend; kann auch Kopfschmerzen lindern. Minze eignet sich nicht als Badezusatz.

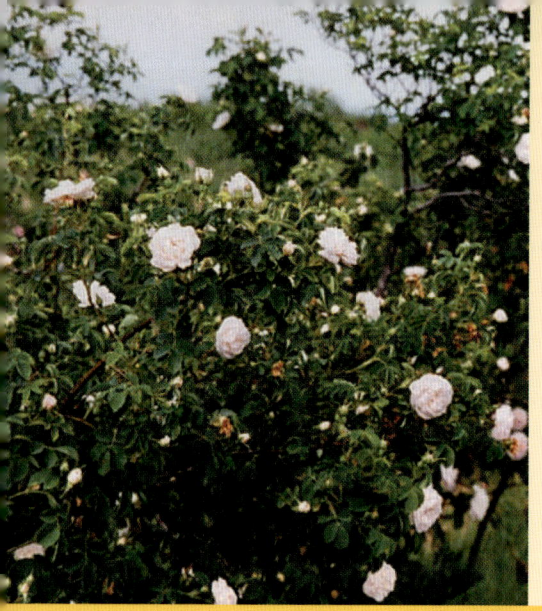

Grundlagen

PFLANZENFAMILIE: Rosengewächse (Rosaceae)

GEWINNUNGSART: Wasserdampfdestillation. Für einen Liter Rosenöl benötigt man bis zu fünf Tonnen Blüten. Für das per Extraktion gewonnene Rose absolue genügen bereits zwei bis drei Tonnen.

DUFTNOTE: Herznote

VERDUNSTUNGSZEIT: lang bis mittel

Rose

ROSA DAMASCENA, R. CENTIFOLIA

Wissenswertes

Als »Königin der Blumen« wird die Rose seit jeher sowohl im Orient wie im Okzident hoch geschätzt. Der arabische Gelehrte Avicenna (980–1037) widmete ihr ein ganzes Buch. Er sah in ihr das Symbol der Vollkommenheit und nannte ihren Geruch den Duft der Liebe. Im Orient wird dieses feine Rosenöl traditionell sehr gerne auch für besondere Desserts, Lassis und Erfrischungen verwendet.

Biochemischer Schwerpunkt

Der Monoterpenolgehalt mit Citronellol von rund 40 Prozent besitzt bakterizide und hautpflegende Eigenschaften und wirkt stimulierend auf das Immunsystem. Ätherisches Rosenöl enthält über 400 Inhaltsstoffe, darunter Alkohole, Säuren und Aldehyde. Sie machen das Öl äußerst komplex. So hat Rose beispielsweise sowohl eine blutdrucksenkende als auch -steigernde Wirkung.

Psycho-physische Wirkungstendenz

Der Duft der Rose zielt mitten ins Herz. Er wirkt ausgleichend, beruhigend, regulierend und harmonisierend, bringt wohltuenden erholsamen Schlaf, hilft bei Enttäuschung, Depression, Liebeskummer, seelischem Schmerz und Trauer. Rosenöl ist zudem ein wertvolles Aphrodisiakum und ein gutes Geburtsöl.

Duft

Blumiger, betörender, feiner, honigartiger, süßer, weiblicher Duft. Einer der schönsten Blütendüfte für Mischungen. Absolue ist euphorisierender und süßer als das ätherische Öl.

Affirmation

Herzens-sache

Kombinationen

Bergamotte, Kardamom, Eisenkraut, Ho-Blätter, Kamille römisch, Koriander, Lavendel fein, Linaloe, Muskatellersalbei, Myrte, Neroli, Rosenholz, Sandelholz, Vanille, Vetiver, Weihrauch, Ylang-Ylang, Zeder, Zimt.

Aroma-Wellness

Für Bade-, Körper- und Massageöle, Badesalz, Deos, Duschbalsam, Kompressen, Sauna, Shampoo, Splash Cologne, Wohlfühlparfüms und Raumdüfte.

Dosierung

Ein klassisches Öl, das durchaus alleine eingesetzt werden kann. 1 Tropfen, der 30 Blüten entspricht, genügt (z. B. auf dem Duftstein). Zumeist in Mischungen eingesetzt. Dosis: 1 Tropfen bis 1 Pipette. Verwenden Sie am besten verdünntes Rosenöl, z. B. 5 Tropfen Rosenöl in 5 ml Jojobaöl.

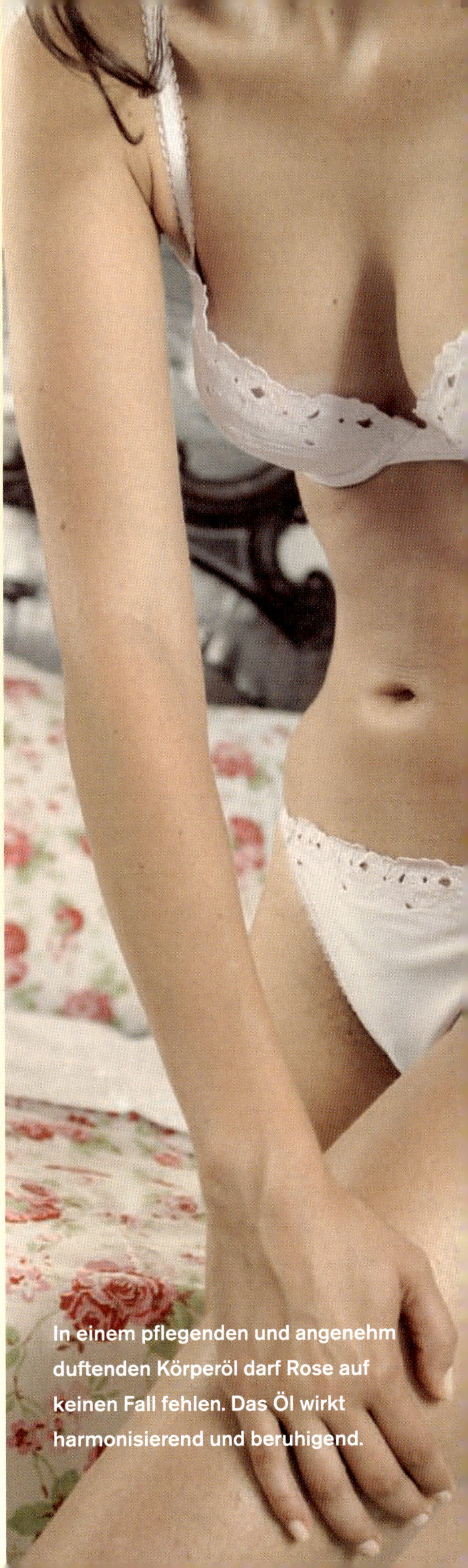

In einem pflegenden und angenehm duftenden Körperöl darf Rose auf keinen Fall fehlen. Das Öl wirkt harmonisierend und beruhigend.

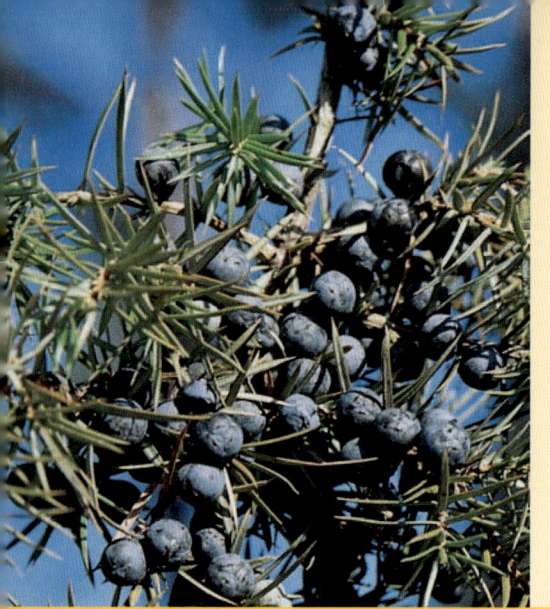

Grundlagen

PFLANZENFAMILIE: Zypressengewächse (Cupressaceae)

GEWINNUNGSART: Wasserdampfdestillation der Zweige und Beeren. Aus 200 Kilo reifen Beeren entsteht ein Liter ätherisches Öl.

DUFTNOTE: Kopfnote

VERDUNSTUNGSZEIT: kurz

Wacholder
JUNIPERUS COMMUNIS

Wissenswertes

Der Volksmund nennt den Wacholder Lebensbaum, Weihrauch- oder auch Feuerbaum. Alle die ihm zugeschriebenen Eigenschaften prägen auch das aus ihm gewonnene ätherische Öl. Es sorgt tatsächlich für viel mehr Ausdauer, bringt größere geistige Klarheit und mehr Kraft, es hilft, mehr innere Sammlung zu erreichen, und unterstützt die Konzentration beim Meditieren.

Biochemischer Schwerpunkt

80 bis 85 Prozent Monoterpene mit Alpha-Pinen und Beta-Mykren sind verantwortlich für die stark reinigende Wirkung. Das Öl wirkt unterstützend bei Fastenkuren und wurde früher als Desinfektionsmittel bei Epidemien eingesetzt. Es wirkt außerdem Insekten abwehrend.

Psycho-physische Wirkungstendenz

Ein psychisch aufbauendes, geistig erfrischendes, stärkendes, wach machendes Öl, das Ihnen hilft, Ideen zu realisieren. Bei hitzigen Debatten und Angst hilft es, wieder zur Ruhe zu kommen.

Duft

Aromatischer, fruchtiger, grüner, belebender, kraftvoller, aktiver, dynamischer Duft, der etwas an Nadelgehölz erinnert.

Affirmation
Kraft und Klarheit wecken

Kombinationen

Alle Agrumenöle (Zitrusöle), Angelika, Basilikum, Douglasfichte, Eisenkraut, Fichtennadel, Lavendel fein, Lavendin, Lemongrass, Minze, Myrte, Riesentanne, Weißtanne, Zeder, Zirbelkiefer, Zypresse.

Aroma-Wellness

Für Bade-, Körper- und Massageöle, Badesalz, Deos, Duschbalsam, Fieberkompressen (in Verbindung mit Zitrone), Rasierwasser, Sauna, Shampoo, Splash Cologne und Raumdüfte.

Dosierung

Einzeln verwendet 2–5, in Mischungen 1–4 Tropfen. Morgenmuffel schnuppern an einem Taschentuch mit 1 Tropfen, für den Arbeitsplatz empfiehlt sich ein Duftstein mit 1–3 Tropfen. Für Würzöl 1–2 Tropfen mit 2 Tropfen Rosmarin und 3 Tropfen Zitrone in 50 ml Olivenöl geben.

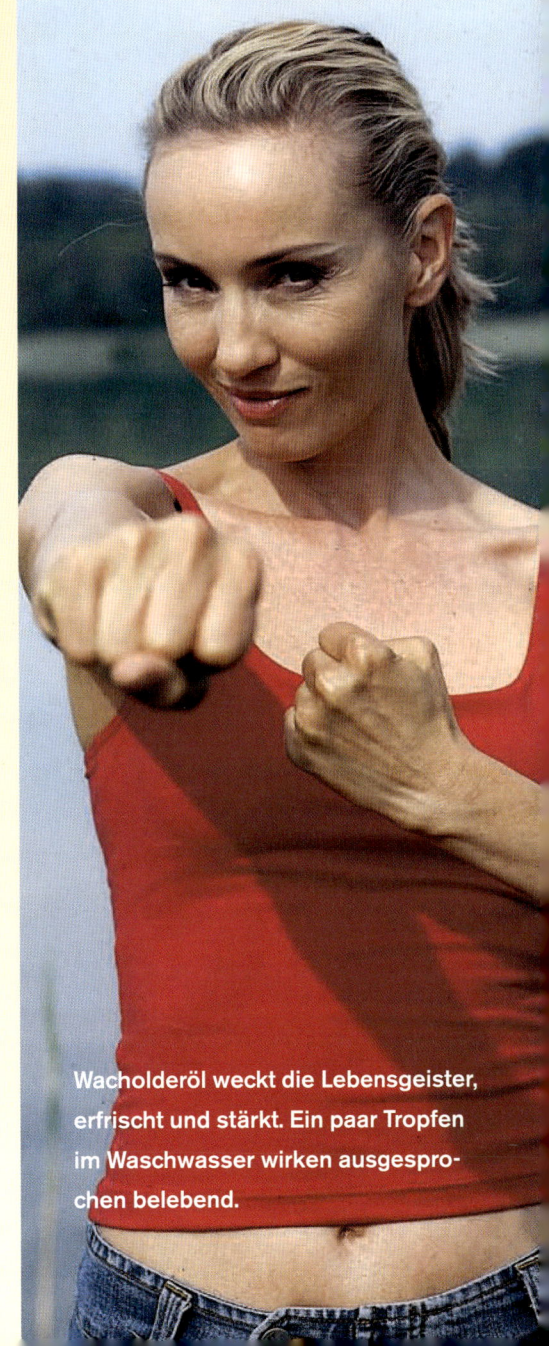

Wacholderöl weckt die Lebensgeister, erfrischt und stärkt. Ein paar Tropfen im Waschwasser wirken ausgesprochen belebend.

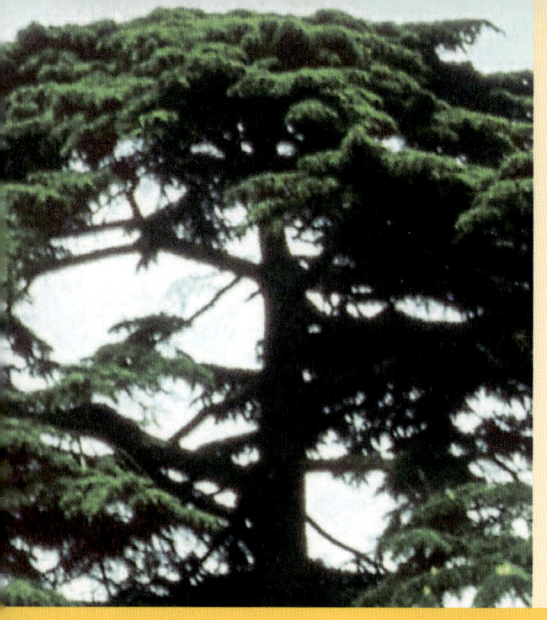

Grundlagen

PFLANZENFAMILIE: Kieferngewächse (Pinaceae)

GEWINNUNGSART: Wasserdampfdestillation. Aus 30 Kilo Holzspänen gewinnt man einen Liter ätherisches Zedernöl.

DUFTNOTE: Basisnote mit Tendenz zur Herznote

VERDUNSTUNGSZEIT: lange bis mittel

Zeder

CEDRUS ATLANTICA, C. LIBANI

Wissenswertes

Zedernöl steht für Souveränität, Wärme und Fülle, vermittelt Kraft und Schutz. Sein Duft erinnert wie der aller Nadelhölzer an einen Waldspaziergang. Geben Sie Atlaszeder (C. atlantica) und Libanonzeder (C. libani) immer den Vorzug gegenüber der billigen Virginiazeder aus Amerika, die mehr mit Wacholder gemein hat.

Biochemischer Schwerpunkt

Über 60 Prozent Sesquiterpene wirken entzündungshemmend. Bis zu 10 Prozent Sesquiterpenole haben eine mikrobiozide Wirkung.

Psycho-physische Wirkungstendenz

Zedernholzöl bildet ein persönliches Schutzschild. Es hilft bei Angst, Anspannung und Stress, wirkt harmonisierend, beruhigend, in ungewohnten Situationen stützend und aufbauend und verleiht Stärke.

Das Öl ist äußerst wirksam gegen Zellulite und hat einen positiven Einfluss auf Erkrankungen der Bronchien. In einer Duftlampe wehrt es Insekten ab.

Duft

Harziger, holziger, harmonischer, warmer, weicher, balsamischer Duft.

Affirmation

Mitte und Stärke finden

Kombinationen

Zedernöl harmoniert mit allen ätherischen Ölen, besonders mit Bergamotte, Grapefruit, Ho-Blätter, Lavendel fein und Lavendin, Rose, Rosenholz, Sandelholz und Weißtanne.

Aroma-Wellness

Für Bade-, Körper- und Massageöle, Badesalz, Zellulitebehandlungen, Duschbalsam, Kompressen, Rasierwasser, Sauna, Shampoo, Splash Cologne, Wohlfühlparfüms und Raumdüfte.

Dosierung

Einzeln verwendet 1–5 Tropfen, für Mischungen 1–3 Tropfen. 5 Tropfen zusammen mit 2 Tropfen Lavendin sind ein sehr wirksames Mittel gegen Ungeziefer.

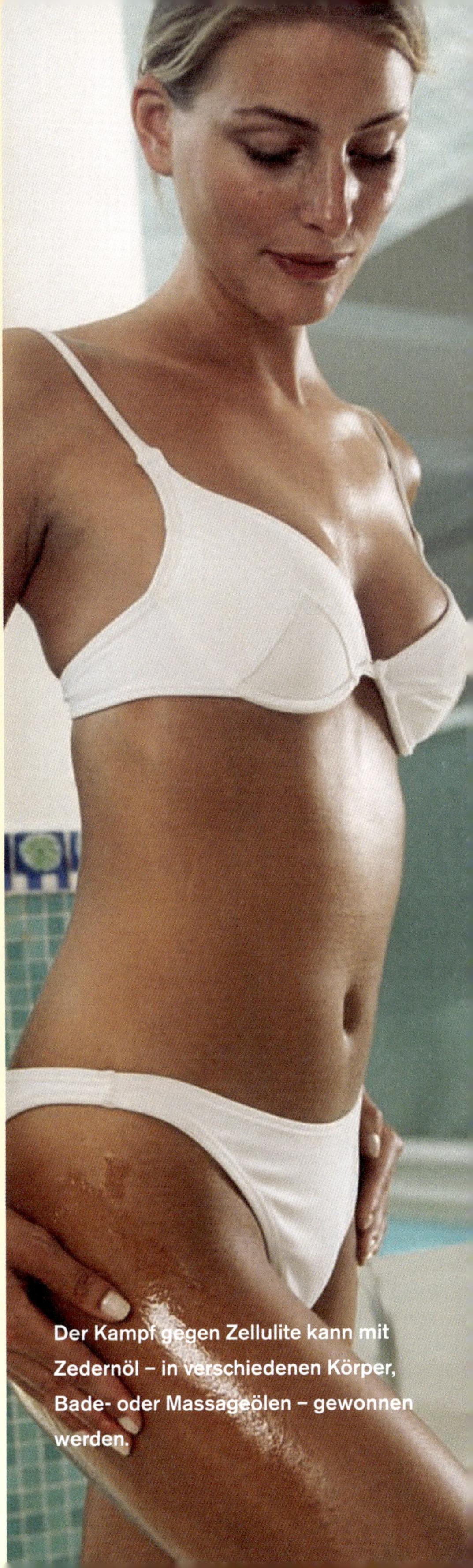

Der Kampf gegen Zellulite kann mit Zedernöl – in verschiedenen Körper, Bade- oder Massageölen – gewonnen werden.

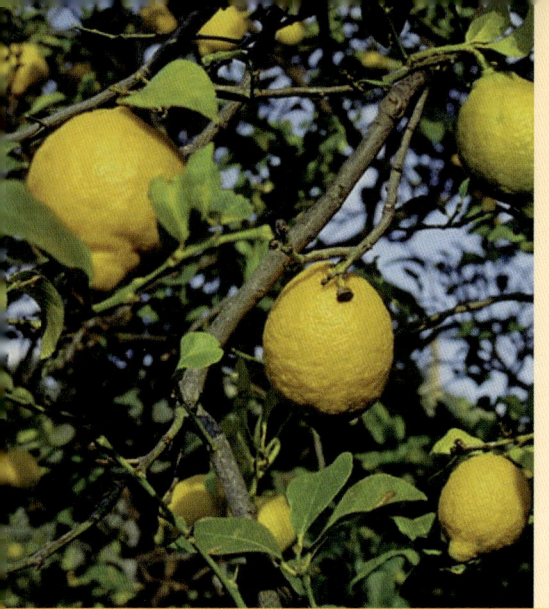

Grundlagen

PFLANZENFAMILIE: Rautengewächse (Rutacea)

GEWINNUNGSART: Kaltpressung der Schalen. Rund 3000 Zitronen werden für einen Liter bestes Zitronenöl benötigt. Dies erklärt, warum das Öl oft gestreckt und gepanscht wird.

DUFTNOTE: Kopfnote

VERDUNSTUNGSZEIT: kurz

Zitrone

CITRUS LIMON

Wissenswertes

Zitronenöl steht für Frische, Klarheit und Sauberkeit, Geistesblitze und eine bessere Kommunikation. Die moderne Hirnforschung entdeckte, dass Zitronenöl besonders den Mandelkern und den Hippokampus anregen. Versuche japanischer Wissenschaftler belegen, dass die Fehlerquote beim Tippen um über 50 Prozent sinkt, wenn ein Büro mit Zitrone beduftet wird.

Biochemischer Schwerpunkt

Aufgrund der zu 90 bis 95 Prozent enthaltenen Monoterpene (z. B. 60 bis 70 Prozent Limonen) hat Zitronenöl eine stark keimtötende (Streptokokken), antivirale, das Immunsystem anregende und die Stimmung aufhellende Wirkung.

Psycho-physische Wirkungstendenz

Die Essenz hilft gegen Angst, Depressionen und Stress, da sie leicht beruhigend wirkt. Sie wird als geistiges »Lifting« angesehen, das die Konzentrationsfähigkeit steigert und den Geist stärkt. Ideal am Arbeitsplatz. Zitronenöl beugt grippalen Infekten vor und ist ideal zur atmosphärischen Raumverbesserung sowie zur Raumluftdesinfektion und -ionisierung geeignet.

Duft

Agrumiger, frischer, fruchtiger, kühler, lebendiger, strahlender Duft.

Affirmation

Heitere Geistesblitze

Kombinationen

Passt zu allen Ölen, die in diesem Buch genannt werden. Zum Abrunden von Duftmischungen sehr beliebt.

Aroma-Wellness

Für Bade-, Körper- und Massageöle, Badesalz, Deos, Duschbalsam, Kompressen, Rasierwasser, Sauna, Shampoo, Splash Cologne, Wohlfühlparfüms und Raumdüfte.

Dosierung

Einzeln verwendet 3–8, in Mischungen 5 Tropfen (z. B. zur Gedächtnissteigerung mit 2 Tropfen Basilikum). Fürs Taschentuch 1 Tropfen nehmen. Im Duftstein genügen 2–3 Tropfen. Für 1 l Mineralwasser 5 Tropfen, für Joghurts 1–2 Tropfen verwenden.

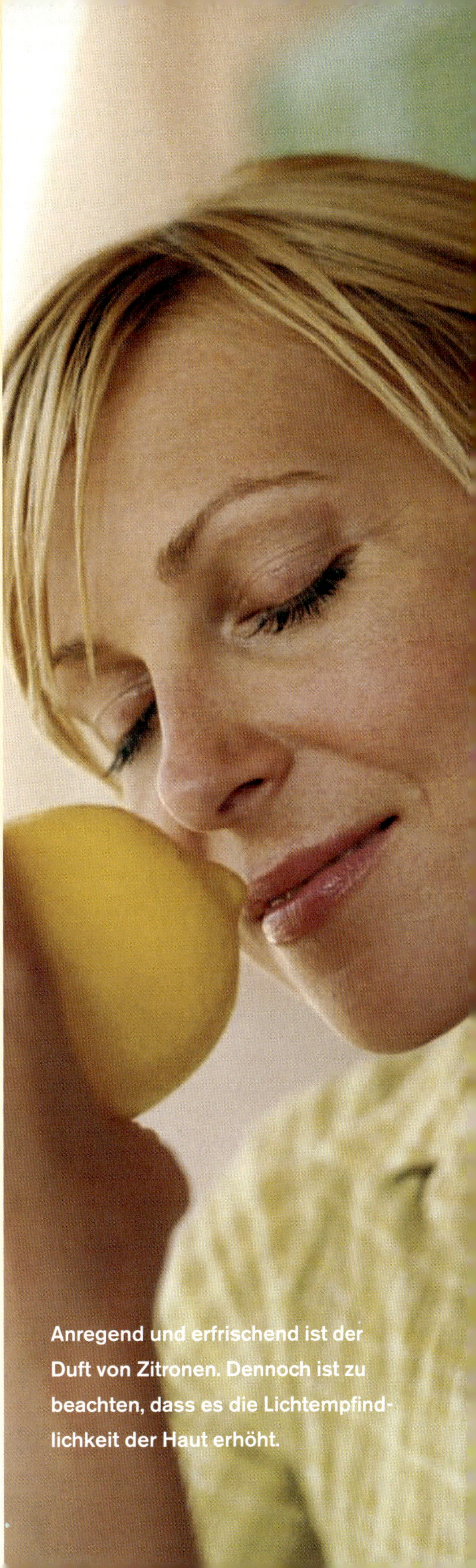

Anregend und erfrischend ist der Duft von Zitronen. Dennoch ist zu beachten, dass es die Lichtempfindlichkeit der Haut erhöht.

Angelika

Angelica archangelica, A. officinalis

Herznote mit Tendenz zur Basisnote

Duftprofil erdig, aromatisch, krautig, würzig

Inhaltsstoffe 70 bis 90 Prozent Monoterpene und etwa zwei Prozent Cumarine und Furocumarine

Der Duft vermittelt Vitalität, fördert das Durchhaltevermögen und ist abwehrsteigernd, verdauungsfördernd, krampflösend sowie durchblutungsfördernd. Das ätherische Öl ist in vielen Kräuterlikören enthalten.

Achtung Auf der Haut ist Angelikaöl fotosensibilisierend.

Clementine

Citrus reticulata, C. clementinus

Kopfnote

Duftprofil süß agrumig, fruchtig, leicht spritzig

Inhaltsstoffe über 90 Prozent Monoterpene

Antidepressiver, erheiternder, harmonisierender Duft, den vor allem Kinder lieben und den Sie auch zur Beruhigung einsetzen können, wenn den Kleinen der Gaul durchgeht. Wirkt außerdem aufbauend und hilft bei Ängsten, Anspannung und Schlaflosigkeit. Raumduft für Kinderzimmer und Geschäftsräume. Für ein feines italienisches Würzöl mischen Sie 8 Tropfen Clementine, 2 Tropfen Linelol und 1 Tropfen Rosmarin mit 50 ml Olivenöl.

Fichtennadel

Picea obovata

Herznote mit Tendenz zur Kopfnote

Duftprofil frisch, harzig, grün, waldig

Inhaltsstoffe bis 70 Prozent Monoterpene (z. B. Alpha-Pinen) und bis zu 35 Prozent Esteranteile

Der relativ hohe Anteil an Estern verleiht dem ätherischen Öl seelische Aufbaukräfte. Der typische Nadelholzduft wirkt auf die Atemwege (auch bei Asthma und chronischer Bronchitis), klärt den Geist und fördert die Ausdauer. Als Raumduft für Wohnbereich, Arbeitszimmer, Fitnessbereich, Konferenz- und Seminarräume und Sauna. Dient der Ionisierung der Raumluft.

Ho-Blätter

Cinnamonum camphora

Basisnote mit Tendenz zur Herznote

Duftprofil balsamisch, rosenartig, fein holzig

Inhaltsstoffe Monoterpenole, 80 bis 90 Prozent Linalool

Hautfreundliches ätherisches Öl. Wirkt antidepressiv, entspannend, stressmildernd, ausgleichend, positiv und leicht anregend. Ein Duft für private und öffentliche Räume.

Kamille römisch

Chamaemelum nobile

Herznote

Duftprofil blumig, fein, süß, leicht frisch

Inhaltsstoffe bis zu 80 Prozent Ester
Besonders beruhigendes und entspannendes
ätherisches Öl, das sich bei Migräne, Kopfschmerzen und Schockzuständen bewährt
hat. Macht gelassen bei Ärger und Stress und
wirkt in Verbindung mit Lavendel fein schlaffördernd.

Koriandersamen

Coriandrum sativum

Herznote mit Tendenz zur Kopfnote

Duftprofil Aromatischer, warmer, leicht blumiger, erotischer Duft

Inhaltsstoffe 60 bis 80 Prozent Monoterpenole (davon bis zu 80 Prozent Linalool)
Verdauungsförderndes, hautfreundliches Öl,
das die Psyche stärkt, gelassener macht und
entspannt. Ein klassisches Antistressöl und
ein Nuanceur für feine Duftabrundungen
sowohl in der Parfümerie als auch in der
Aromaküche.

Kardamom

Elettaria kardamomum

Herznote mit Tendenz zur Kopfnote

Duftprofil anregend, aromatisch, erotisch,
wärmend

Inhaltsstoffe 30 bis 40 Prozent Esteranteil,
40 bis 45 Prozent Oxid, 1,8 Prozent Cineol.
Das Öl ist auswurfsteigernd und fördert den
Speichelfluss und hilft in Honig gelöst bei
Mundgeruch (auf 1 TL Honig 1 Tropfen der
Essenz, langsam im Mund zergehen lassen).
Zudem wirkt es stressmildernd und konzen-
trationsfördernd. Es verleiht bei Antriebs-
schwäche wieder neuen Schwung und wirkt
ausgleichend.

Mandarine

Citrus reticulata

Kopfnote

Duftprofil frisch, fruchtig, süß, sonnig (rote
Mandarine); frisch, fruchtig, grün, spritzig
(grüne Mandarine)

Inhaltsstoffe über 90 Prozent Monoterpene
Die bei Kindern und Erwachsenen beliebteste
Essenz. Das Öl hilft bei Angst, Stress, Konzentrationsschwäche, Reizbarkeit und Verspannungen. Überaktive Kinder können damit
beruhigt werden. Harmonisiert die Atmosphäre in öffentlichen und privaten Räumen.

Achtung Wie alle Zitrusöle bei Hautanwendung eventuell fotosensibilisierend.

Melisse

Melissa officinalis

Herznote

Duftprofil erfrischend, krautig, zart, warm

Inhaltsstoffe bei 100-prozentiger Melisse hoher Anteil an Sesquiterpenen (bis 60 Prozent), kann auch noch bis 30 Prozent Aldehyde enthalten

Ein ausgleichendes, abwehrsteigerndes, beruhigendes, harmonisierendes, nervenstärkendes Öl. Fördert in Kombination mit Lavendel den Schlaf. Als Raumduft im Schlafzimmer und in öffentlichen Räumen. Klassischer Bestandteil des Klosterfrau Melissengeist.

Palmarosa

Cymbopogon martinii

Herznote

Duftprofil zart blumig, gras- und rosennotig, niemals schwül

Inhaltsstoffe bis 80 Prozent Monoterpenole (z. B. Geraniol), bis zu 20 Prozent Ester

Das ätherische Öl besitzt hautpflegende und zellregenerierende Eigenschaften, wirkt antibakteriell, antiallergisch, entzündungshemmend, stimulierend auf das Immunsystem und ausgleichend auf die Psyche. Günstige Alternative zu teurem Rosenöl.

Orange

Citrus sinensis

Kopfnote

Duftprofil frisch, fruchtig, heiter, süß, warm

Inhaltsstoffe wie viele Zitrusöle über 90 Prozent Monoterpene

Wunderbar zur Zellulitebehandlung wegen der adstringierenden (zusammenziehenden) Wirkung geeignet. Der Duft wirkt antidepressiv, belebend, konzentrations- und verdauungsfördernd. Wie alle Zitrusdüfte ein beliebtes Antistressöl. Auch für Drinks, Cocktails, Desserts und Joghurts gut geeignet.

Achtung Bei Hautanwendung eventuell fotosensibilisierend.

Petit Grain

Citrus aurantium

Kopfnote mit Tendenz zur Herznote

Duftprofil frisch, herb, luftig, zitrusartig

Inhaltsstoffe bis zu 70 Prozent Ester und über 30 Prozent Monoterpenole

Ein entspannendes und krampflösendes Öl, das aus ersten Fruchtansätzen und zarten grünen Blättchen von Bitterorange, Orange, Clementine, Mandarine und Zitrone destilliert wird. Es hilft bei Stress, Schlafstörungen und unreiner Haut. Petit Grain ist für Massagen, Parfüms und als Gesichtsöl geeignet, da es keine Furocumarine enthält, die die Haut sonnenempfindlich machen.

Rosengeranie

Pelargonium graveolens

Herznote

Duftprofil blumig, rosig, zart herber, harmonischer Blütenduft

Inhaltsstoffe bis 60 Prozent Monoterpenole, etwas Ester und Sesquiterpene

Das beliebte Öl wird wie Palmarosa als Rosenersatz verwendet. Stärkt bei angeschlagenem Selbstwertgefühl die Psyche und reguliert den Hormonhaushalt. Besonders geeignet zur Pflege von Haut und Haar. Ein echtes Wohlfühlöl.

Rosmarin

Rosmarinus officinalis

Kopfnote

Duftprofil aktiv, frisch, klar, krautig, kühl

Inhaltsstoffe Ketone und Oxide

Ein klassisches Öl für alle »Kopfarbeiter«. Es stimuliert die mentale Ebene, fördert Klarheit, Konzentration und verbessert das Erinnerungsvermögen, macht frisch und wach. Aus diesem Grund, aber auch weil Rosmarin den Kreislauf anregt, zählt das Öl zu den typischen Morgenölen. Eignet sich als Raumduft ebenso für private wie öffentliche Räume.

Vorsicht Nicht in den ersten Schwangerschaftsmonaten verwenden.

Rosenholz

Aniba roseadora

Basisnote mit Tendenz zur Herznote

Duftprofil blumig, süß-holzig, fein, rosenartig

Inhaltsstoffe über 90 Prozent Monoterpenole (vor allem Linalool)

Das Öl ist äußerst hautpflegend, hautregenerierend, desodorierend, extrem mild und gut verträglich. Es hat eine ausgesprochen ausgleichende Wirkung. Es hilft bei Reizbarkeit, Nervosität und Stress und wirkt leicht erotisierend, sinnlich und stimulierend.

Sandelholz

Santalum album

Basisnote mit Tendenz zur Herznote

Duftprofil balsamisch, exotisch, samtig, holzig, weich

Inhaltsstoffe 60 bis 90 Prozent Sesquiterpenole, wenig Sesquiterpene

Sandelholzöl hilft bei Anspannung, Aggression, Überreizung und Stress, denn es aktiviert und beruhigt zugleich. Es ist psychisch aufbauend, lymphatisch entstauend und aphrodisierend. Daher ist es häufig Bestandteil sinnlicher Duftkompositionen. Hilft bei Husten, wenn Sie 1 Tropfen auf der Zunge zergehen lassen.

Vanille

Vanilla planifolia

Basisnote

Duftprofil balsamisch, süß, warm, weich

Inhaltsstoffe Vanillin

Der Duft wirkt ausgleichend auf die Psyche und besänftigt bei Stress, Ärger, Unsicherheit und Zorn. Fördert die Ausschüttung von körpereigenen Glückshormonen (z. B. Serotonin und Endorphin). Stimmt gelassen. Vanille ist die Königin unter den Gewürzen und wird in der Aromaküche als ideale Abrundung in Süßspeisen, Cocktails, Eis usw. eingesetzt.

Weihrauch

Boswellia sacra (arabisch)/serrata (indisch)

Basisnote

Duftprofil balsamisch, harzig, orientalisch süß (arabisch); balsamisch, harzig, frisch (indisch)

Inhaltsstoffe bis 40 Prozent Monoterpene und über 10 Prozent Oxide

Antidepressives, aufbauendes, stärkendes, hautregenerierendes Öl, das maßgeblich zur Tiefenentspannung beiträgt. Vermittelt Reinigung, schenkt Energie und ist ein ideales Meditationsöl.

Vetiver

Vetiveria zizanoides

Basisnote

Duftprofil schwer erdig, holzig warm, wurzelig

Inhaltsstoffe Sesquiterpenole, über 15 Prozent Vetiverol

Ein immun- und hormonmodulierendes, sehr hautpflegendes und regenerierendes Öl. Es stimuliert den Kreislauf und kann bei Stress, Anspannung und Schlafstörungen stark psychisch »erden«. Es ist eine beliebte Herrennote. Für die Duftlampe wird das zähe Öl mit Alkohol oder Jojobaöl verdünnt und dann vorsichtig auf die Wasseroberfläche geträufelt.

Weißtanne

Abies alba

Kopfnote mit Tendenz zur Herznote

Duftprofil frisch, grün, klar, waldig

Inhaltsstoffe bis 95 Prozent Monoterpene (z. B. 54 Prozent Limonen)

Eines der schönsten Koniferenöle. Es fördert mentale Denkprozesse und die Atmungsorgane, wirkt anregend und belebend auf Körper und Geist. Gut für Inhalationen bei Erkältungskrankheiten und als Raumduft in Arbeits- und Wohnzimmer, auch in öffentlichen Gebäuden und in der Sauna.

Ylang-Ylang

Cananga odorata

Herznote

Duftprofil blumig, exotisch, üppig, schwer, süß, narkotisch

Inhaltsstoffe bis zu 70 Prozent Sesquiterpene, bis zu 30 Prozent Ester

Ylang-Ylang wird auch die »Blume der Blumen« genannt. Ylang-Ylang-komplett-Öl wirkt ausgleichend, aphrodisierend, antidepressiv, euphorisierend, hautpflegend und stark stimmungsaufhellend. Es fördert die Serotoninausschüttung. Schafft als Raumduft eine kreative und sinnliche Atmosphäre. Ylang-Ylang-extra-Öl ist blumiger und feiner.

Zirbelkiefer

Pinus cembra

Herznote mit Tendenz zur Kopfnote

Duftprofil frische, an Bergluft erinnernde Holznote

Inhaltsstoffe über 70 Prozent Monoterpene

Durch den hohen Anteil an Monoterpenen stärkt das Öl Ausdauer und Lebenswillen und hilft dabei, sich auf das Wesentliche zu besinnen. Es klärt die Atmosphäre von Zigarettenrauch und Essensgeruch, aber auch von im übertragenen Sinne »dicker« Luft. Dank seiner keimtötenden Wirkung ist Zirbelkieferöl auch in Grippezeiten ein idealer Raumduft.

Zimtrinde oder -blatt

Cinnamomum ceylanicum

Herznote

Duftprofil süß-herb, würzig, nelkenartig

Inhaltsstoffe über 75 Prozent Aldehyde (Rinde); hoher Phenolanteil (Blatt)

Dieses Öl wirkt antiinfektiös, stark durchblutungsfördernd, anregend und beruhigend zugleich, wärmt, fördert die Kreativität und sorgt für erotische Spannung. Zimtöl ist gerade in der Winterzeit ein beliebter Raumduft, auch mit Orange und anderen Zitrusoder Koniferenölen und Holznoten.

Zypresse

Cupressus sempervirens

Herznote

Duftprofil herb, harzig, klar, Kiefernnadelduft

Inhaltsstoffe über 75 Prozent Monoterpene

Der Duft wirkt reinigend auf die Raumluft, entstaut das lymphatische System und hilft bei Ödemen, Zellulite und Husten. Er stärkt das angegriffene Nervensystem, tröstet und steigert die Konzentrationsfähigkeit.

Energiekonzept für die innere Balance

Bereits der griechische Arzt Galen (129–199) ging davon aus, dass Heilpflanzen eine »dynamis«, also eine grundlegende energetische Qualität besitzen, die er als heiß oder kalt, trocken oder feucht beschrieb. Er orientierte sich dabei am Grundprinzip der chinesischen Medizin: der Urpolarität von Yin und Yang und dem Gleichgewicht dieser beiden Elemente.

Die Lehre von Yin und Yang

Yin ist das weibliche Element: Es symbolisiert die verdichtete Materie, ist eher stofflich, langsam, absteigend, kühl, feucht, nährend und beruhigend.

Die Hauptfunktion von Yin ist die Kühlung, das Befeuchten und Erfrischen, die Entspannung und das Fördern des Schlafes.

Yang dagegen steht für alles Männliche. Es ist ausdehnend, weniger stofflich, schnell, aufsteigend, warm, eher trocken, schützend und kräftigend. Seine Hauptfunktion ist das Wärmen, die Versorgung mit Energie, das Stimulieren und Vitalisieren.

Anhand des Yin-und-Yang-Prinzips lassen sich die ätherischen Öle in der Aromatherapie in weibliche und männliche Düfte einteilen.

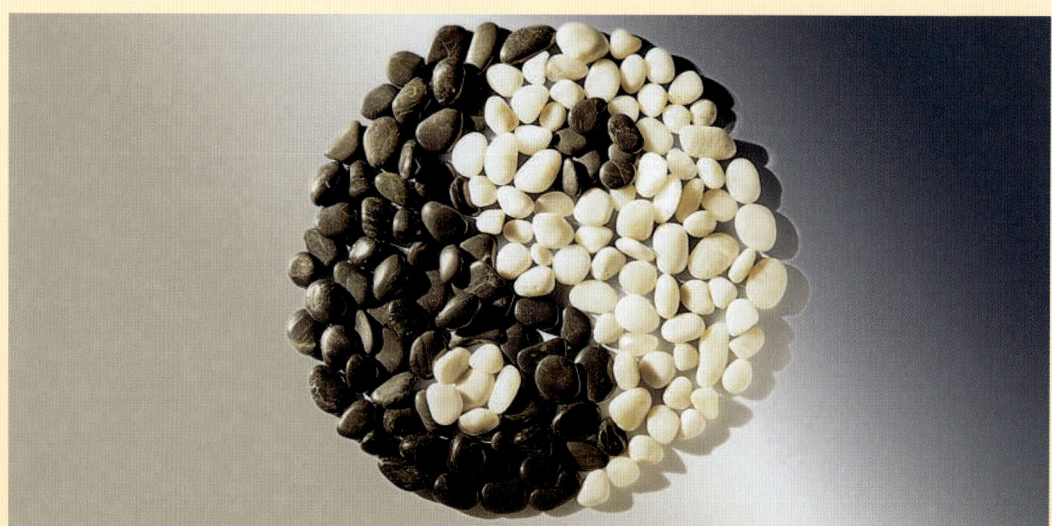

Das Yin- und Yang-Prinzip wird auch in der Aromatherapie genutzt.

Das Gleichgewicht herstellen

Die Aromatherapie geht davon aus, dass frös-telnde und antriebslose Menschen einen Mangel an Yang haben. Dies bedeutet, dass sie von denjenigen ätherischen Ölen profitieren, die Wärme und Energie spenden, wie Angelika, Berga-motte, Mandarine, Orange, Petit Grain, Rosmarin, Thymian, Wacholder, Zimtrinde und -blätter.

Angespanntheit, Ängstlichkeit, Druck, Durst, Hitze, Ruhelosigkeit und Stress drücken dagegen Yin-Mangel aus. Die betroffene Person sollte daher kühlende ätherische Öle den wärmenden vorziehen. Ideal für diesen Typus sind beispiels-weise Grapefruit, Jasmin, Lavendel fein, Melisse, Myrte, Neroli, Palmarosa, Rose, Rosengeranie, Sandelholz, Vanille und Ylang-Ylang.

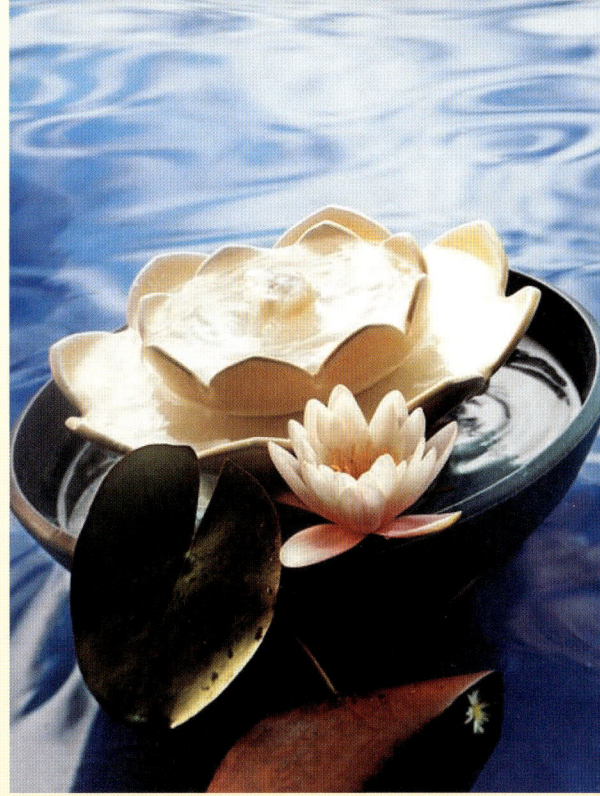

Duftmischungen schaffen eine wohltuende und an-genehme Atmosphäre und wirken entspannend.

Die vier Elemente

Dem Prinzip von Yin und Yang entwachsen zwei aktive und zwei passive Elemente: Feuer und Luft (aktiv), Erde und Wasser (passiv). Auch deren Gegensätze versucht man in der Aromatherapie auszugleichen.

So verdampft das Feuer Wasser. Es wirkt daher aktivierend, energetisierend, expandierend, heiß, hell, hitzig, leidenschaftlich und selbstbewusst. Seine Farben sind Rot und Orange.

Luft lockert die Erde, wirkt bewegend, aktivierend, flexibel, geistig inspirierend, kühlend, schnell, unstet und beflügelt die Kreativität. Die Farbe der Luft ist Gelb.

Wasser löscht Feuer, hat also eine dämpfende, anpassende, befeuchtende, friedliebende, ge-fühlsbetonte, hingebungsvolle, passive, träge, ruhige, sensible und unselbstständige Wirkung. Seine Farbe ist Blau.

Die Erde schließlich beschwert die Luft. Die ihr zugeschriebenen Attribute: stabilisierend, ausnut-zend, berechnend, beständig, dogmatisch, gerad-linig, langsam, materialistisch, passiv und unflexi-bel. Die Farben der Erde sind Grün und Braun.

Indem Sie die Wirkungsweise der vier Elemente und die ihnen zugeordneten Farben in Ihre Duftmischung mit einbeziehen, geben Sie dieser den letzten Schliff.

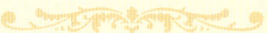

Zuordnung der 17 wichtigsten ätherischen Öle

Bergamotte kühl, trocken bis leicht wärmend; Luft, Feuer; Gelb, Grün

Douglasfichte kühlend, bewegend, dämpfend; Erde, Luft; Grün, Gelb, Orange

Eisenkraut kühl, feucht, schnell, bewegt; Luft, Wasser; Gelb, Grün

Eukalyptus warm, trocken; Luft, Feuer; Gelb

Grapefruit kühl, trocken; Luft; Orange, Gelb

Jasmin neutrale Temperatur und Feuchtigkeit; Wasser, Erde; Rot, Braun

Lavendel fein kühl, leicht feucht; Wasser, Luft; Blau bis Violett

Lavendin kühl, leicht feucht; Wasser, Luft; Blau bis Violett

Lemongrass kühl, trocken; Luft, Feuer; Gelb

Mandarine rot warm, bewegend; Luft, Feuer; Orange

Minze kühl, trocken; Feuer, Wasser; Grün bis Wasserblau

Myrte kühl, leicht feucht; Luft, Wasser; Grün

Neroli kühle Temperatur, neutrale Feuchtigkeit; Feuer, Luft; Gelb, Orange bis Weiß

Rose kühl, feucht; Wasser, Feuer; Blau (bei schwülem Bouquet auch Rot, Braun)

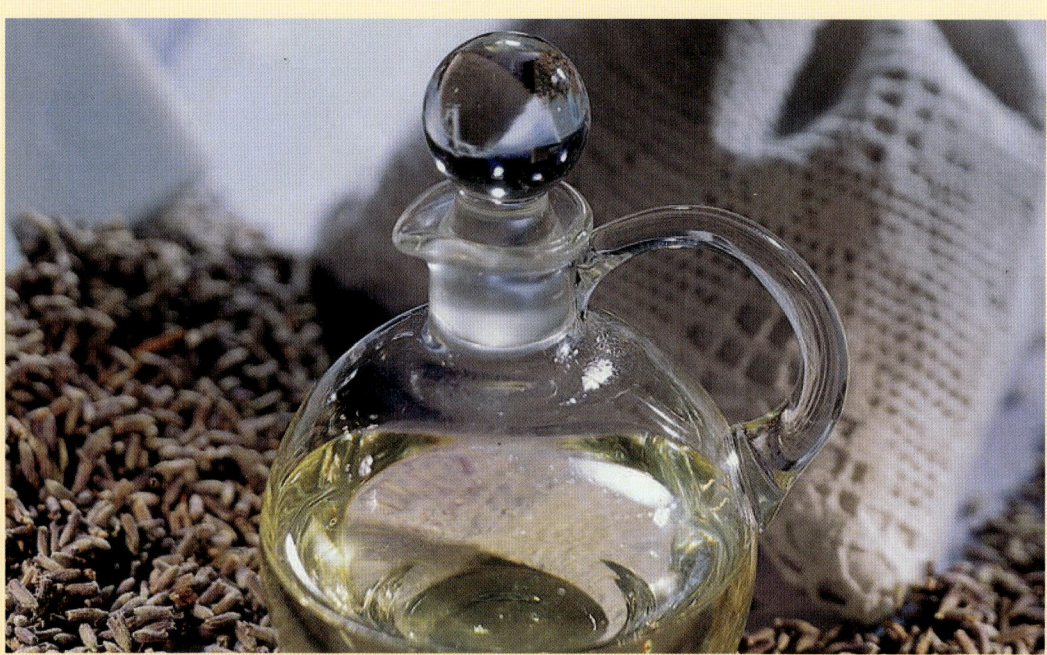

Lavendeöl hat eine wohltuende schlaffördernde Wirkung und entlastet den Kreislauf.

Wacholder heiß, trocken; Feuer, Erde; Grün

Zeder warm, trocken; Erde, Feuer; Rot bis Braun

Zitrone kühl, trocken; Erde, Feuer; Gelb

24 weitere Öle

Angelika Rot bis Braun; Herznote

Clementine Orange; Kopfnote

Fichtennadel Gelb; Kopf- bis Herznote

Ho-Blätter Blau; Herz- bis Basisnote

Kamille römisch Blau bis Violett; Kopf- bis Herznote

Kardamom Orange bis Gelb; Kopf- bis Herznote

Koriander Rot; Kopf- bis Herznote

Mandarine rot Orange; Kopfnote

Melisse Gelb bis Grün; Herznote

Orange Orange; Kopfnote

Palmarosa Blau; Herznote

Petit Grain Gelb bis Grün; Kopf- bis Herznote

Rosengeranie Blau; Herznote

Rosenholz Blau; Herz- bis Basisnote

Rosmarin Gelb; Kopfnote

Sandelholz Rot bis Braun; Herz- bis Basisnote

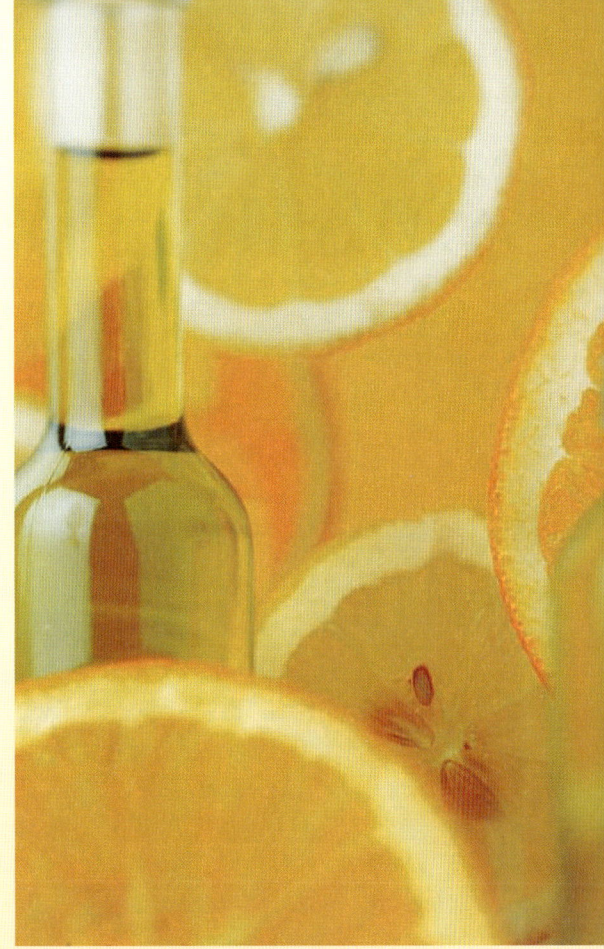

Der Duft von Zitronen- und Orangenölen gehört zu den erfrischendsten und beliebtesten.

Vanille Braun bis Orange; Basisnote

Vetiver Dunkelrot bis Braun; Basisnote

Weihrauch Blau bis Zartviolett; Basisnote

Weißtanne Gelb bis Zartlindgrün; Kopf- bis Herznote

Ylang-Ylang Rot bis Orange; Herznote

Zimt Rot bis Zartorange; Herznote

Zirbelkiefer Gelb; Kopf- bis Herznote

Zypresse Gelb; Herznote

Wohlfühlparfüms – Ihr ganz persönlicher Duft

Die Entstehung eines neuen Parfüms ist vergleichbar mit dem Komponieren eines Musikstücks oder dem Malen eines Gemäldes. Anstelle von Noten und Farben sind jedoch Düfte das Arbeitsmaterial. Die einzelnen Duftnoten vermitteln dabei die unterschiedlichsten Botschaften und dienen so der so genannten Duftkommunikation.

Naturparfüms sind wie eine verfeinerte Sprache. Was uns für einen Duft einnimmt, sind die Assoziationen, die wir mit ihm verbinden, und seine harmonisierende Kraft. Ein guter Parfümeur ist in der Lage, die einzelnen Geruchsnuancen – beispielsweise blumig, balsamisch, holzig, würzig, rosig – zu identifizieren und zu unterscheiden. Ein geschulter Fachmann wird daher auch »Le nez« genannt, die Nase. Bereits in den vierziger Jahren des 20. Jahrhunderts legte der Parfümeur Paul Jellinek verbindliche Termini fest, um die Einteilung der Gerüche zu erleichtern. Er bediente sich dabei beispielsweise der Begriffe antierogen, stimulierend, erogen und narkotisch. Darüber hinaus werden Duftrichtungen aber auch in andere Systeme eingeordnet, beispielsweise in das Prinzip von Yin und Yang (siehe Seite 56f.).

> *»Ein Parfüm ist der Atem des Himmels.«*
>
> Victor Hugo

Ein Parfüm entsteht

Was allen Parfüms gemeinsam ist, ist ihr Aufbau. Jedes Parfüm besteht aus drei Komponenten: den so genannten Kopf-, Herz- und Basisnoten. Sie werden nach ihrer »Evapurationszeit« eingeteilt, also danach, wie lange es dauert, bis sie sich verflüchtigt haben.

Die Kopfnote

Die Kopf- oder Têtenote leitet in das Duftbild ein und kündigt so die eigentliche Duftgeschichte an. Kopfnoten wirken ermunternd und anregend. Sie sind kurzlebig und verflüchtigen sich spätestens nach zwei bis vier Stunden. Am intensivsten entfalten sie sich in den ersten 20 bis 30 Minuten. Innerhalb des Parfüms treten sie jedoch schon nach wenigen Minuten in den Hintergrund. Typische Kopfnoten sind Eisenkraut, Lemongrass, Minze und belebende Zitrusdüfte.

Die Herznote

Die Herz- oder Coeurnote soll das eigentliche Duftbild zum Entfalten bringen. In ihr sind die Geheimnisse der Komposition eingebettet, zugleich stellt sie die Verbindung zwischen dem Fond – der Basis des Parfüms – und dem Kopf dar. Die Herznote ist verantwortlich für den unverwechselbaren Charakter einer Mischung. Ihr Duft ist nach ein bis vier Stunden am intensivsten; für sich aufgetragen lassen sich einzelne Duftnoten jedoch noch nach acht bis zwölf Stunden eindeutig identifizieren. Typische Herznoten sind Jasmin, Lavendel, Muskatellersalbei und Rose.

Die Basisnote

Die Basis- oder Fondnote ist die Basis jedes Parfüms. Sie soll daher besonders lange haften.

Diese Note kann man auch dann noch auf dem Riechstreifen wahrnehmen, wenn das Parfüm schon verflogen ist. Die Basisnoten sind in der Regel am intensivsten, entfalten sich innerhalb eines Parfüms jedoch relativ spät – oft erst nach vier bis sechs Stunden. Dafür können sie dann aber bis zu 72 Stunden erhalten bleiben. Da sie die übrigen Komponenten verbinden und verstärken können, nennt man sie auch Fixative. Typische Basisnoten sind Ho-Blatt, Rosenholz, Sandelholz, Vanille und Zeder.

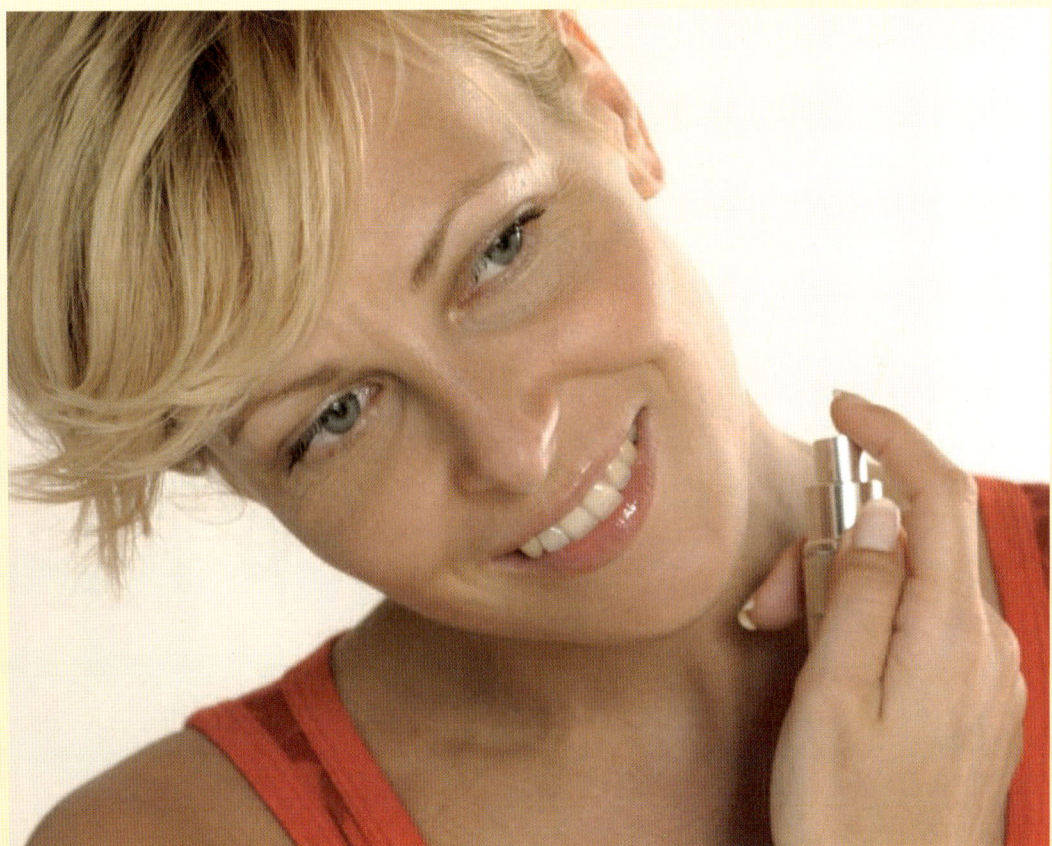

Das selbstkreierte Parfum erhöht die Freude an aromatischen Düften.

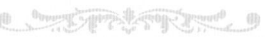

Die ersten Schritte zum eigenen Wohlfühlparfüm

Bevor Sie beginnen, Ihren eigenen Duft frei zu mischen, sollten Sie Ihre Nase ein wenig in einem geruchsfreien Raum trainieren. Essen Sie vor dem Test keine stark gewürzten Speisen, und trinken Sie viel Wasser.

Wählen Sie zu Beginn ein oder zwei ätherische Öle aus, und träufeln Sie jeweils einen Tropfen auf einen Riechstreifen. Diese speziellen Teststreifen sind überall dort erhältlich, wo es auch das restliche Zubehör zur Parfümherstellung gibt.

Notieren Sie nun, welche Geruchseigenschaften Sie entdecken. Vielleicht ist der Duft blumig, dann versuchen Sie herauszufinden, welche Blume es sein könnte (Rose, Jasmin etc.). Ist er fruchtig (z. B. Zitrone, Orange) oder holzig? Versuchen Sie so viele Merkmale wie möglich festzuhalten.

Trainieren Sie jeden Tag fünf bis zehn Minuten. Beginnen Sie dabei stets mit dem Riechstreifen des Vortages, um zu kontrollieren, ob noch ein Duft darauf wahrnehmbar ist und, wenn ja, welcher. Daran anschließend können Sie mit einem neuen Riechstreifen beginnen und das Porträt für das nächste Öl anfertigen.

> *Schon drei bis zehn verschiedene ätherische Öle reichen aus, um daraus einen komplexen Duft zu kreieren.*

Zutaten und Zubehör

Egal, ob spritzig frisch oder blumig süß – zur Herstellung Ihres eigenen Wohlfühlduftes benötigen Sie einige grundsätzliche Dinge, die während der Arbeit stets parat sein sollten:

- Notizbuch für Rezepte und Riechanalysen. Notieren Sie die auf dem Riechstreifen festgestellten Eigenschaften ebenso wie alle Arbeitsschritte beim Mischen, damit Sie einen Duft später eventuell korrigieren oder nachmischen können.
- Mehrere kleine Glasflaschen (5, 10, 20 ml) für Grundmischungen, Verdünnungen, Probemischungen und Muster
- Pipetten und einen Glasstab zur exakten Dosierung und zum Vermischen
- Einen kleinen Porzellanmörser mit Stößel für schwer lösliche Duftsubstanzen
- Etiketten, um jedes Fläschchen mit denjenigen Ziffern, Beschreibungen und Namen zu versehen, die im persönlichen Geruchsnotizbuch festgehalten wurden
- Zum Abfiltern (was eventuell bei Alkoholmischungen nötig ist) einen Glas- oder Porzellantrichter, Filterpapier, Kieselgur oder Magnesiumkarbonat (aus der Apotheke)
- Pumpzerstäuber oder formschöne Glasflakons zum Aufbewahren der Düfte
- Küchenrolle, um eventuell verschüttete Zutaten aufzuwischen
- Alkohol (80- bis 96-prozentig) oder fette Öle (z. B. Jojobaöl, Aprikosenkernöl) als Trägerstoff für die ätherischen Öle.

Füllen Sie die Duftmischung in einen schönen Flakon oder Pumpzerstäuber, und lassen Sie diesen gut verschlossen vier bis acht Wochen an einem dunklen Ort ruhen, damit er sein volles Bouquet entfaltet.

Duftmischungen auf der Basis von Jojobaöl

Besonders einfach ist das Mischen eines Wohlfühlparfüms auf Jojobaölbasis. Füllen Sie dazu 10 ml Jojobaöl in ein Fläschchen und geben Sie die ätherischen Öle hinzu, z. B. je einen Tropfen Basis- und Herznote sowie drei bis vier Tropfen Kopfnote. Verschließen Sie das Gefäß, und schütteln Sie es kräftig, damit sich alle Zutaten gut miteinander verbinden. Die Mischung lässt sich sofort verwenden, kann jedoch auch einige Wochen an einem dunklen Ort durchziehen. Schütteln Sie die Flasche vor Gebrauch, um die Zutaten zu vermengen.

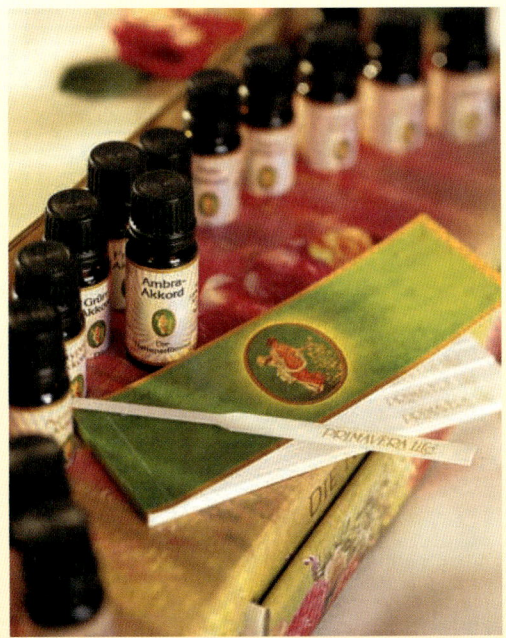

Fertige Duftmischungen erleichtern die Zusammenstellung eines persönlichen Duftes sehr.

Duftmischungen auf Alkoholbasis

Für eine alkoholische Variante füllen Sie alle Zutaten des Parfüms mit 96-prozentigem Alkohol auf. Bei weniger stark prozentigem (unter 80 Prozent) kann die Mischung ebenso wie durch die Beigabe von Hydrolaten milchig werden. Grund dafür sind Rückstände von Fetten und Wachsen. Um das Parfüm zu klären, stellt man es 24 Stunden in den Kühlschrank und filtert es dann ab. Legen Sie dazu einen Glas- oder Porzellantrichter mit Filterpapier aus. Füllen Sie einen halben Teelöffel Kieselgur oder Magnesiumkarbonat hinein, und gießen Sie die wieder auf Zimmertemperatur erwärmte Mischung dazu.

Extrakt und Parfüm haben den höchsten Anteil an ätherischen Ölen, Splash Cologne dagegen hat den niedrigsten Anteil.

Parfüm:	*15–20 Prozent*
Eau de Parfum:	*10–12 Prozent*
Eau de Toilette:	*7–9 Prozent*
Eau de Cologne:	*3–5 Prozent*
Splash Cologne:	*1–4 Prozent*

Die besten Rezepte

Mit den folgenden Rezepten lassen sich Duftmischungen für jeden Geschmack kreieren.

Duftende Verführung

Dieser Duft hat eine warme, erotische Wirkung.
3 Tropfen ätherisches Sandelholzöl, 1 Tropfen ätherisches Jasminöl und 1 Tropfen ätherisches Ylang-Ylang-Öl mit 10 ml Jojobaöl auffüllen.

Harmony

Ein Duft mit ausgleichender, entspannender, feinblumiger, warmer Note.
3 Tropfen ätherisches Vanilleöl, 1 Tropfen ätherisches Ho-Blatt-Öl, 2 Tropfen ätherisches Rosa alba oder türkische Rose (10 Prozent), 1 Tropfen ätherisches Muskatellersalbeiöl und 3–4 Tropfen ätherisches Mandarinenöl rot in einen Flakon träufeln und mit 10 ml Jojobaöl auffüllen.

Relax

Ein blumiger, entspannender Duft.
3 Tropfen ätherisches Rosenholzöl, 3 Tropfen ätherisches Lavendelöl fein, 1 Tropfen ätherisches Palmarosaöl und 2 Tropfen ätherisches Orangenöl in einen Flakon oder Glasfläschchen mit 10 ml Jojobaöl mischen.

Indian Dream

Weiblicher, balsamischer, süßer, exotischer, fruchtiger, würziger Duft.
3 Tropfen ätherisches Sandelholzöl, 1 Tropfen ätherisches indisches oder persisches Rosenöl (oder 2–3 Tropfen 10-prozentige Rose), 1/2 Tropfen ätherisches Jasminöl (oder 1 Tropfen 4-prozentigen Jasminöl), 1/2 Tropfen ätherisches Zimtöl, wahlweise 1 Tropfen ätherisches Kardamomöl und 3–4 Tropfen ätherisches Clementinenöl mit 10 ml Jojobaöl in einen Flakon füllen.

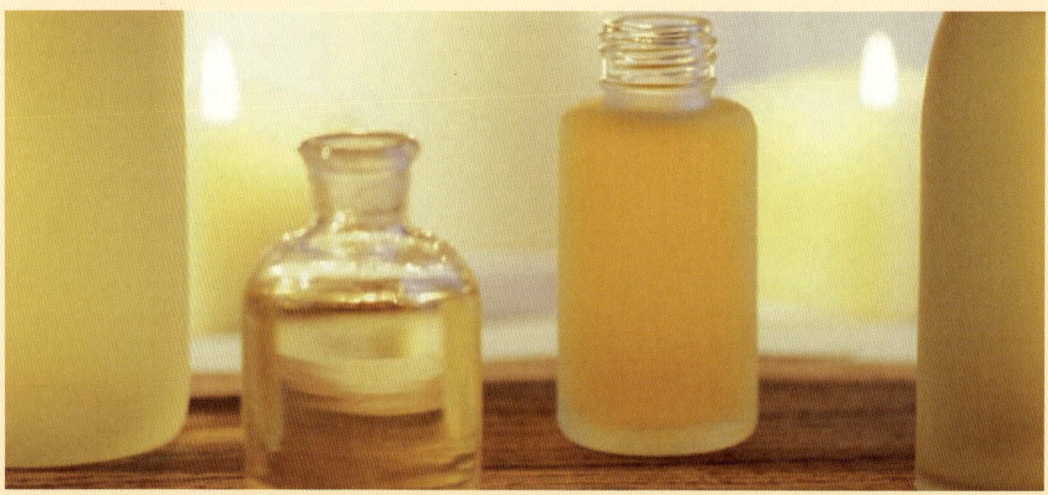

Parfüms und Körperöle selbst zu mixen ist sehr kreativ; sie bringen auch als Geschenke viel Freude.

Basme

Dieser Duft riecht balsamisch, harzig, weich,
süß, blumig und frisch.

1 Tropfen ätherisches Zedernöl, 1 Tropfen ätherisches Ho-Blatt-Öl, 1 Tropfen ätherisches Weißtannenöl, 1 Tropfen ätherisches Muskatellersalbeiöl, 1 Tropfen ätherisches Neroliöl und 3 Tropfen ätherisches Grapefruitöl in einen Flakon oder ein Glasfläschchen träufeln und mit 10 ml Jojobaöl auffüllen.

Verwöhnen

Ein entspannender, leichter, fruchtiger bis
balsamischer Duft.

2 Tropfen ätherisches Sandelholzöl, 1 Tropfen ätherisches Lavendelöl fein, 2 Tropfen ätherisches Muskatellersalbeiöl, 1 Tropfen ätherisches Ylang-Ylang-Öl sowie 3–4 Tropfen ätherisches Bergamotte- oder Mandarinenöl rot in einem Flakon oder Glasfläschchen mit 10 ml Jojobaöl mischen.

Androgyn

Frischer, exotischer Duft.

1 Tropfen ätherisches Sandelholzöl, 1 Tropfen ätherisches Jasminöl (ersatzweise 3–4 Tropfen 4-prozentigen Jasminöl), 3 Tropfen ätherisches Pfefferminzöl und 2 Tropfen ätherisches Grapefruitöl mit 10 ml Jojobaöl vermischen.

Dynamisch

Ein Herrenduft mit holziger, herber und
männlicher Note.

2 Tropfen ätherisches Sandelholzöl, 1 Tropfen ätherisches Zedernöl, 3 Tropfen ätherisches Douglasfichtenöl, 1 Tropfen ätherisches Weißtannenöl und 3 Tropfen ätherisches Bergamotteöl mit 10 ml Jojobaöl in einem Flakon oder Glasfläschchen mischen.

Vital

Herber, kraftvoller, würziger, frischer Duft
für den Herrn.

1 Tropfen ätherisches Vetiveröl, 3 Tropfen ätherisches Zedernöl, 2 Tropfen ätherisches Zirbelkieferöl, 2 Tropfen ätherisches Wacholderbeeröl und 4 Tropfen ätherisches Grapefruitöl in einen Flakon träufeln und mit 10 ml Jojobaöl auffüllen.

Geben Sie Parfüm niemals direkt auf Kleidung – vor allem bei Seide, Satin, Kunstfaser, weißen und hellen Stoffen. Es kann zu hartnäckigen Flecken führen. Nur Wollsachen (selbst Kaschmir) sind unempfindlich gegen Flecken. Ihr Haar ist dagegen ein hervorragender Duftträger.

Beauty für Körper und Seele

Der Wunsch nach Schönheit ist so alt wie die Menschheit selbst. Die äußere Schönheit aber erstrahlt nur im Einklang mit innerer Harmonie. Auch im neuen Jahrtausend geht der Trend weg von Äußerlichkeit. Man strebt nach innerer Qualität und einem ganzheitlichen Prinzip für Körper, Geist und Seele. Aus diesem Grund ist Schönheitspflege heute für viele ein Mittel, das eigene Wohlbefinden zu verbessern.

Die Haut pflegen, die Seele berühren

Nichts schmeichelt der Haut mehr als wertvolle Wirkstoffe aus der Natur. In jeder Creme, Körper- und Massageölmischung, in jeder Maske und in jedem Peeling steckt in Kombination mit edlen Duftessenzen auch ein Stück Balsam für die Seele. Denn ätherische Öle wirken ganzheitlich – sowohl auf geistig-seelischer wie auf körperlicher Ebene.

Kleopatras Beautygeheimnis für streichelzarte Haut waren Milch und Honig. In beiden Stoffen steckt von Natur aus echte Beautypower. Milch kurbelt mit Vitamin A die Regeneration der Zellen

»Wenn Frauen Rosen für ihr Gesicht, Möhren für ihren Magen und Efeu für ihren Körper verwenden würden, dann wären sie von der wahren Schönheit vielleicht gar nicht so weit entfernt.«

Maurice Mességué

an und spendet Feuchtigkeit. Honig enthält straffende Enzyme und pflegende Zuckermoleküle. Ein zusätzliches Plus: Der süße und warme Duft entspannt, streichelt die Seele und verführt zum Träumen.

Die Zauberformel für ein verjüngendes Bad ist ein Mix aus beiden Schönmachern.

Nicht nur in den modernen Spas geht der Trend wieder zurück zur »Natur«. Holen auch Sie sich den Balsam für straffe, zarte Haut ins Badezimmer, und fühlen Sie sich wie einst die Königin Ägyptens.

Milch-und-Honig-Bad

1 l Milch erwärmen. 1/2 Tasse Akazienhonig darin auflösen und mit 5 Tropfen ätherischem Lavendelöl fein und 3 Tropfen ätherischem Rosenholzöl versetzen – wirkt entspannend.

Alternative für alle, die eine fruchtige Note bevorzugen: 2 EL Sahne und 2 EL Honig mit 3 Tropfen ätherischem Sandelholzöl, 1 Tropfen ätherischem Jasminöl, 1–2 Tropfen ätherischem

Muskatellersalbeiöl und 3 Tropfen ätherischem Grapefruit- oder Bergamotteöl mischen – wirkt sinnlich stimulierend oder stressmildernd.

Ätherische Öle für die Extra-Beautypower

Hormone regeln den gesamten Stoffwechsel und sind so auch für jugendfrische Haut zuständig. Verliebte erkennt man daher auf den ersten Blick. Die Augen leuchten, das Haar glänzt, der Teint ist prall und rosig. Die einfache Erklärung: Liebe regt die Produktion von Sexualhormonen an. Und die beeinflussen unsere erotische Ausstrahlung enorm. Die Hormonproduktion kann aber auch durch ätherische Öle angefacht werden.

Auf den folgenden Seiten sind zahlreiche Beauty-rezepte für Sie zusammengestellt, die Ihre Haut besser durchbluten und die Produktion neuer Zellen anregen. Die Folge: Ihre Haut strahlt einfach mehr Vitalität aus. Wichtig vor jeder Anwendung aber ist, dass das Gesicht gründlich gereinigt wird. Diese schnell angerührte Reini-gungsmilch ist dafür ideal geeignet.

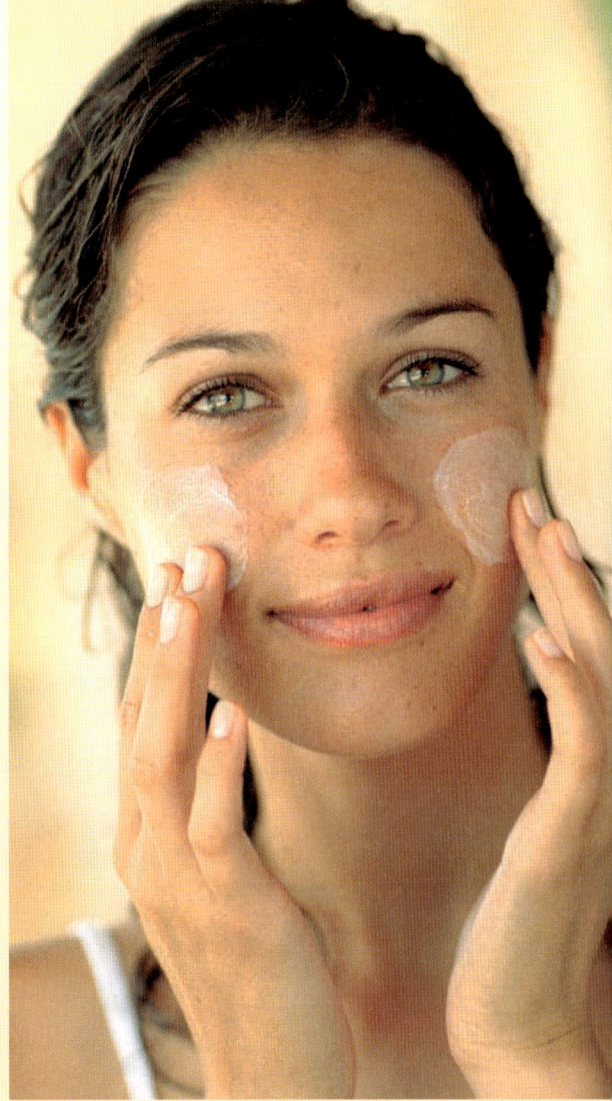

Zarte Reinigungsmilch aus der eigenen Werkstatt.

Reinigungsmilch

1/2 TL pflanzliches Öl (z. B. Mandelöl) in die hohle Hand geben, 1 Tropfen ätherisches Rosenholzöl dazuträufeln, etwas Joghurt oder einige Tropfen Buttermilch zugeben. Alles gut mit den Fingern verrühren.
Das Gesicht mit warmem Wasser befeuchten und die Reinigungsmilch darauf verteilen. Sanft ein-massieren und mit einem Kosmetiktuch oder Wattebausch wieder abnehmen. Mit reichlich warmem Wasser nachspülen. Für die Verwöhn-variante mit verdünntem Gesichtswasser oder Hydrolaten (siehe Seite 71f.) nachklären.

Gesichtsdampfbäder

Ein- bis zweimal wöchentlich eine Gesichtsmaske oder ein Dampfbad mit ätherischen Ölen lösen tief sitzende Unreinheiten.

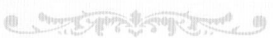

Für ein Gesichtsdampfbad gießen Sie heißes nicht kochendes Wasser in eine Schüssel. Dazu träufeln Sie eine ätherische Ölmischung Ihrer Wahl. Wichtig: Verwenden Sie bei einem Gesichtsdampfbad etwa drei bis vier, maximal fünf Tropfen. Beugen Sie sich mit dem Gesicht über die Schüssel, und breiten Sie ein Handtuch über Gefäß und Kopf. Das Dampfbad mit geschlossenen Augen fünf bis zwölf Minuten wirken lassen. Der Dampf öffnet währenddessen die Poren und löst Schmutz und Schadstoffe. Erfrischen Sie das Gesicht danach mit sehr

kaltem Wasser. Das schließt die Poren wieder und regt die Blutzirkulation an. Die Haut wird rosig und glatt.
Achtung: Dampfbäder sind bei Couperose und Asthma ungeeignet.

Ätherische Ölmischungen

◌ 2 Tropfen ätherisches Rosengeranienöl und 1 Tropfen ätherisches Zitronenöl

◌ 2 Tropfen ätherisches Eisenkrautöl und 1 Tropfen ätherisches Melissenöl (30-prozentig)

◌ 2 Tropfen ätherisches Eukalyptus-citriodora-Öl und 1 Tropfen ätherisches Myrtenöl

Dampfbad für feinporige Haut
Lindenblüten haben quellende, schweiß-treibende Eigenschaften und reinigen sehr gut.
1 l Wasser mit je 1 EL Lindenblüten, Lavendel-blüten und Melisse aufkochen. Leicht abkühlen lassen und dann 1 TL Rosenwasser und 1 Tropfen ätherisches Lavendelöl fein dazuträufeln und gut vermischen.

Dampfbad für jeden Hauttyp
Dieses Dampfbad hilft bei gestörter Hautfunktion. Kamille beruhigt und lindert Entzündungen, Rosmarin und Thymian haben adstringierende und straffende Wirkung.
1 l Wasser mit je 1 EL Kamille, Thymian und Rosmarin aufkochen. Danach 1 bis 2 Tropfen ätherisches Andenmyrthenöl dazuträufeln. Falls

---

Bei allen Rezepturen, in denen ätherische Öle von Zitrus, Eisenkraut, Kamille oder Lemongrass verwendet werden, sollten Sie vorher einen Armbeugentest durchführen, um allergische Reaktionen zu vermeiden. Reiben Sie in die Armbeuge etwas Mandelöl, und verteilen Sie dann z. B. einen Tropfen Zitronenöl darauf. Falls es nach 15 Minuten zu keiner Rötung kommt, können Sie das ätherische Öl beruhigt verwenden. Wer zu Allergien neigt, sollte grundsätzlich einen Test durchführen.

Sie keine getrockneten Kräuter haben, verwenden Sie je 1 Tropfen ätherisches Kamillen- oder Rosmarinöl und 1 Tropfen ätherisches Myrtenöl.

Kühlender, heilender Hauch bei Entzündung

Dieses Dampfbad wirkt besonders gut gegen Pickelchen und hat eine klärende und kühlende Wirkung.

Eine Hand voll Pfefferminzblätter mit heißem Wasser überbrühen und etwas abkühlen lassen. Um den reinigenden Effekt zu verstärken, können Sie 1 Tropfen ätherisches Pfefferminzöl (auf keinen Fall mehr) dazuträufeln.

Push-up-Masken

Wenn der Zellstoffwechsel in der dunklen Jahreszeit Winterschlaf hält, wirkt der Teint oft fahl und grau. Straffende Reinigungsmasken machen ihn wieder strahlend frisch und lassen Sie viel jünger aussehen.

Reinigungsmaske

1 EL Mandel-, Sesam- oder Sonnenblumenöl mit 3 EL Heilerde, etwas Orangenblüten- oder Hamameliswasser (Hydrolat, ersatzweise Quellwasser) und 3 Tropfen ätherischem Zitronenöl zu einem streichfähigen Brei vermischen.

Gleichmäßig auf das Gesicht auftragen und nach 10 Minuten mit einer feuchten, warmen Kompresse vorsichtig und sanft wieder abnehmen. Danach 10 ml Nachtkerzenöl mit je 1 Tropfen ätherischem Weihrauch- und Rosenöl versetzen und in die feuchte Haut einmassieren.

Verjüngende Hafermaske

Hafer enthält neben Vitaminen und Kieselsäure Biostoffe, die wie männliche Hormone wirken. Ein weiterer Inhaltsstoff ist das Spurenelement Zink, das der Körper braucht, um neue Zellen zu bilden. Eine Hafermaske spendet neue Energie, aktiviert den Stoffwechsel, strafft das Bindegewebe und beruhigt die Haut. Die enthaltenen Haferproteine bilden einen feinen schützenden Film, der wie ein Blitzlifting wirkt und Feuchtigkeitsverlust vorbeugt.

Je 1/2 Tasse Haferflocken und Milch aufkochen, vom Herd nehmen und etwas abkühlen lassen. 2 EL Rosenwasser unterrühren. Noch warm auf Gesicht (Augen aussparen), Hals und Dekolletee auftragen.

Nach 12 bis 15 Minuten mit warmem Wasser abnehmen. Zum Abschluss das Gesicht mit einer Rosenlotion oder einer Wildrosengesichtsölkapsel satt einölen.

Variante: Die Maske kann auch mit Hamameliswasser oder Orangenblütenwasser angerührt werden.

Gurken-Hafer-Maske

Diese Maske sorgt für strahlend frische Haut.

In 10 ml Avocado-, Aprikosenkern- oder Nachtkerzenöl 2 Tropfen ätherisches Myrten- oder Teebaumöl und 1 Tropfen ätherisches Rosenöl (10-prozentig) träufeln. 2 gehäufte TL Hafermehl dazugeben. Eine halbe ungeschälte Gurke (ungespritzt) im Mixer pürieren und mit der Hafermasse vermengen.

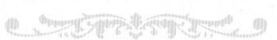

Die Maske auf das Gesicht auftragen, Augen aussparen. Ein Rosenpad oder je eine Gurkenscheibe auf die Augen legen (wirkt kühlend, angenehm auch bei entzündeten Augen). Maske einwirken lassen und nach etwa 7 bis 10 Minuten mit einem heißen feuchten Tuch abnehmen.

Variante: Statt Rosenöl können Sie auch 2 Tropfen ätherisches Rosengeranien- oder Palmarosaöl verwenden.

Algen-Power-Packung

Als Gesichtspackung sind Algen ein altbewährtes Mittel bei Demineralisierung. Eine Maske hilft bei Abgeschlagenheit und müder Gesichtshaut, die ihre Vitalität verloren hat. Algenpräparate wie Spirulina dienen allgemein zur Nahrungsergänzung, sie tun aber auch Haut und Haaren gut.

1 EL Spirulina-Algenpulver (aus dem Naturkostgeschäft oder Reformhaus) mit Hamameliswasser, Rosen- oder Orangenblütenwasser anrühren. 1 TL Nachtkerzenöl mit je 1 Tropfen ätherischem Neroli- und Weihrauchöl versetzen und dazugeben.

Den Brei auf dem Gesicht verteilen; Augen aussparen. Über die mineralstoffreiche Packung kommt ein warmes bis heißes feuchtes Handtuch. Die Wärme entspannt die Gesichtsmuskeln und sorgt dafür, dass die Inhaltsstoffe besser einziehen können. Nach 20 Minuten die Packung mit einem heißen feuchten Tuch wieder abnehmen. Um die Poren zu schließen, das Gesicht mit kaltem Wasser nachspülen.

Obstpackung

Trockene Haut benötigt eine Feuchtigkeit spendende, nährende, milde Maske. Frische Früchte sind dafür die beste Grundlage.

Äpfel oder Pflaumen entsaften. Den Saft trinken, das Fruchtfleisch mit Weizenkeimöl oder Nachtkerzenöl und Honig mischen. Den Brei auf dem Gesicht verteilen; die Augen dabei aussparen. Über die Packung ein warmes bis heißes feuchtes Handtuch legen. Nach 20 Minuten die Packung mit dem heißen feuchten Tuch abnehmen und mit klarem kalten Wasser nachspülen.

Variante: Für echten Luxus sorgt 1 Tropfen ätherisches Rosenöl.

Peeling mit Feeling

Ein Peeling entfernt tote Hautschüppchen. Es ist eher etwas für die fette Haut, die zu Unreinheiten neigt. Sie können es ein- bis zweimal wöchentlich anwenden (trockene, feine Haut nur alle 10 bis 14 Tage). Peelings werden mit sanft kreisenden Bewegungen aufgetragen, die Augenpartie dabei immer aussparen. Fettende Hautpartien, wie Kinn, Nase und Stirn, etwas intensiver behandeln. Das Peeling wenige Minuten einwirken lassen und mit reichlich warmem Wasser abnehmen. Dann das Gesicht mit kaltem Wasser erfrischen und mit einem Handtuch trockentupfen.

Hafer-Honig-Zitronen-Peeling

100 g Hafermehl, 1 EL Milch, 1/2 TL Himalayasalz oder Meersalz und 3 TL Akazienhonig

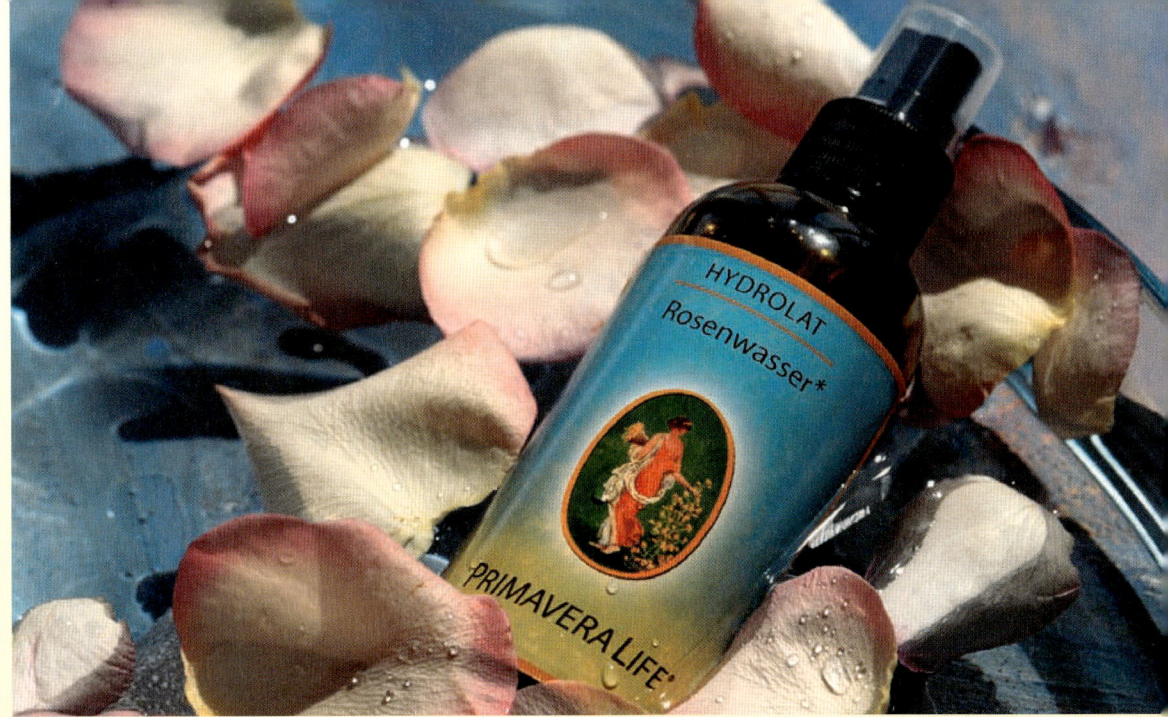

Zartes Rosenwasser ist ein wichtiger Bestandteil vieler Duftmischungen, gehört aber auch in Peelings, Packungen, Masken oder wirksame Pflegeprodukte.

mischen. 2 Tropfen ätherisches Zitronenöl und 1 bis 2 Tropfen ätherisches Myrtenöl (das mildeste ist das Andenöl) in 2 TL Zitronensaft einträufeln und untermischen. Das Peeling sollte in der Konsistenz so fest sein, dass es auf dem Gesicht nicht abrutscht; bei Bedarf etwas Hafermehl zugeben.

Evas Apfel-Rosen-Peeling

Ein Peeling für trockene Haut. Das in den Äpfeln enthaltene Pektin erhöht die Feuchtigkeitsaufnahme der Haut.

1 TL fein geriebenen Apfel und 2 TL Hafermehl miteinander mischen. In 1/2 TL Avocado- oder Aprikosenkernöl je 1 Tropfen ätherisches Rosen- und Rosenholzöl einträufeln und unterheben. Zum Binden eventuell etwas Apfelsaft oder Rosenwasser zugeben.

Variante 1: Statt des Rosenöls ätherisches Neroliöl verwenden.

Variante 2: Je 1 Tropfen ätherisches Palmarosa-, Rosenholz- und Wacholderbeeröl zugeben.

Splash: pflegende Feuchtigkeit

Nach der Reinigung freut sich Ihre Haut über eine kühlende Pflege mit Gesichtswassern und Splashs. Denn diese erhöhen den Feuchtigkeitshaushalt in der Haut und bereiten sie auf die Gesichtspflege vor. Ideal sind die hochwirksamen Pflanzenwasser aus Rose, Orangenblüte, Hamamelis, Myrte und Sandelholz – auch Hydrolate genannt.

Hydrolate entstehen als Nebenprodukt bei der Destillation ätherischer Öle. Sie enthalten die wasserlöslichen Substanzen der Pflanze und Spuren von ätherischen Ölen (eine Ausnahme ist

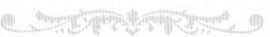

Rosenwasser). Hydrolate sind sehr labil und können leicht verkeimen, deshalb ist vom Gesetzgeber eine Zugabe von 14 Prozent Alkohol für den kosmetischen Bereich vorgeschrieben. Der Alkohol lässt sich aber im Wasserbad bei 40 °C abdampfen. Für Augenpads benutzen Sie am besten in Ampullen abgefülltes Rosenwasser, das nicht mit Alkohol versetzt ist.

Es gibt Hydrolate, die für bestimmte Hauttypen besser geeignet sind als andere:

⊙ Gut für normale Haut und Mischhaut sind Hamamelis-, Lavendel-, Orangenblüten- und Rosenwasser. Sie wirken pflegend, reinigend und beruhigend.

⊙ Trockene Haut bevorzugt Lavendel-, Myrten-, Orangenblüten-, Rosen- und Sandelholzwasser. Die Wirkung ist ausgleichend, harmonisierend, kühlend, pflegend und regulierend.

⊙ Für fettige, unreine Haut haben sich Hamamelis-, Lavendel-, Melissen-, Myrten- und Rosenwasser bewährt. Sie beleben, erfrischen, regulieren, stärken und tonisieren.

⊙ Geeignet für sensible Haut sind Kamillen-, Lavendel-, Melissen-, Orangenblüten- und Rosenwasser. Sie wirken ausgleichend, beruhigend und reinigend.

⊙ Reife Haut braucht Orangenblüten-, Rosen- und Sandelholzwasser, die sie mild pflegen und reinigen.

Sprühen Sie die Hydrolate auf ein Baumwollpad, und befeuchten Sie Ihr Gesicht und Dekolletee damit, oder sprühen Sie sie direkt aufs Gesicht.

Belebendes, erfrischendes Gesichtswasser

Rosenwasser hat einen besonders angenehmen, unschuldigen und engelsgleichen Duft. Hamameliswasser wirkt beruhigend und verengt große Poren.

30 ml Rosenwasser mit 20 ml Hamameliswasser mischen. Mit 2 Tropfen ätherischem Rosengeranienöl, 1 Tropfen ätherischem Rosenöl, 3 Tropfen ätherischem Myrtenöl und 3 Tropfen ätherischem Bergamotte- oder Eisenkrautöl versetzen und in eine lichtundurchlässige Sprühflasche geben.

Flüssiges Gold, naturreine Pflanzenöle

Für Aroma-Wellness-Anwendungen sollte man keine Öle verwenden, die aus fossilen Rohstoffen hergestellt wurden (z. B. Vaseline, Melkfett etc.), sondern nur wertvolle Pflanzenöle aus Beeren, Früchten, Nüssen und Samen. Diese entsprechen in ihrer Zusammensetzung den natürlichen Bestandteilen des Hautfettes und sind deshalb besonders hautfreundlich. Sie eignen sich besonders gut für die Herstellung von Gesichts-, Körper- und Massageölen und sind sehr gut als Trägerstoffe für eine Mischung mit ätherischen Ölen geeignet.

Achten Sie beim Kauf von Pflanzenölen auf Qualität. Nur native, kaltgepresste Öle sind reich an essenziellen Fettsäuren, Lezithin, Vitaminen, Aromastoffen und anderen wertvollen Inhaltsstoffen. Welches Öl das richtige für Sie ist, erfahren Sie auf den nächsten Seiten.

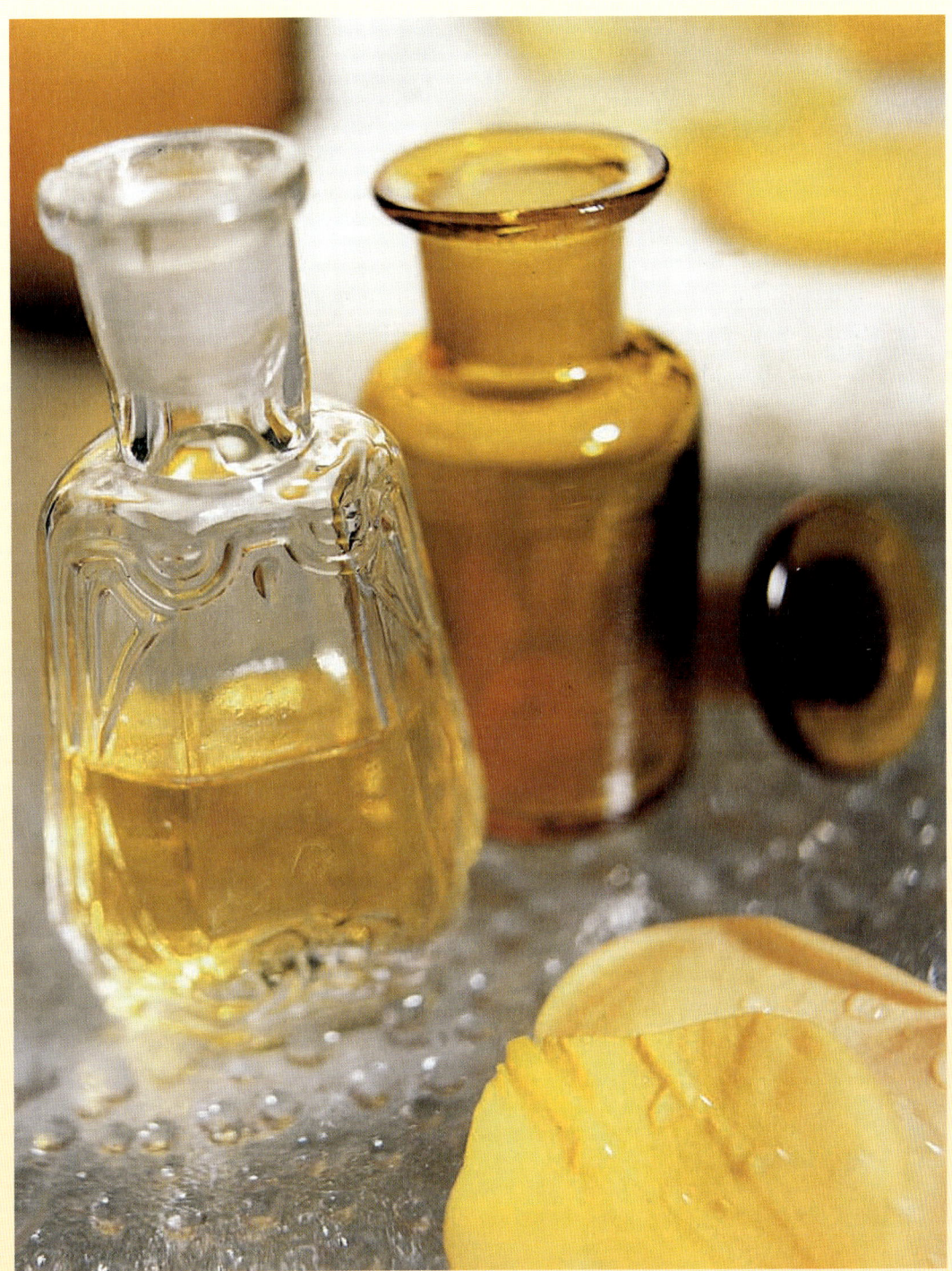

Wertvolle Pflanzenöle sind die beste Ausgangsbasis für Körper- und Massageöle.

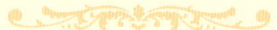

Aprikosenkernöl

◎ Aprikosen gehören zur Familie der Rosengewächse. Das Öl wird aus dem Kern der reifen Früchte gepresst.

◎ Die wichtigsten Wirkstoffe sind Vitamine,
Mineralien und Enzyme.

◎ Aprikosenkernöl wirkt gewebestraffend, zell-
erneuernd, aktiviert den Hautstoffwechsel, es
hilft der Haut, Feuchtigkeit zu speichern, und
macht sie geschmeidig. Besonders gut geeignet
ist es für trockene, empfindliche oder reife Haut.

Anwendungstipp Ein gutes Öl für Gewebe
straffende Massagen.

Avocadoöl

◎ Avocados sind Teil der Familie der Lorbeerge-
wächse. Das Öl wird aus den getrockneten
und gepressten Früchten gewonnen.

◎ Die Vitamine A, B, D, K und E, Lezithin sowie
essenzielle Fettsäuren sind die wichtigsten
Inhaltsstoffe.

◎ Avocadoöl macht die Haut geschmeidig und
glatt und hilft der Haut, mehr Feuchtigkeit aufzunehmen. Aus diesem Grund ist es vor allem
für die trockene und reife Haut sehr wertvoll.

Anwendungstipp Ein ideales Pflegeöl für den
Augenbereich und gegen Fältchen. Ideal für
Nagelhaut- und Fußpeelings. Wer trockenes Haar
hat, kann ihm mit einer Avocadoölpackung mehr
Glanz verleihen.

Johanniskrautöl

◎ Zur Familie der Hartheugewächse gehört das
Johanniskraut. Das Öl ist ein Auszug der Blüten und Blätter in Olivenöl (Mazerat) und ist
etwas für empfindliche Haut.

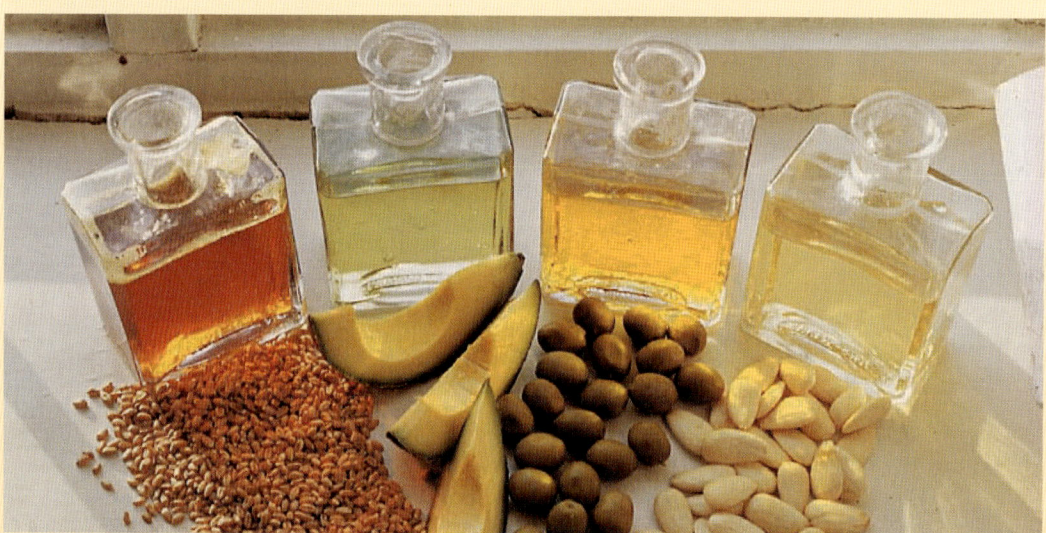

Die tun der Haut gut und bieten optimale Pflege: Feine Pflanzenöle aus reinen Naturprodukten.

○ Der Inhaltsstoff Hyperizin wirkt erwärmend, ausgleichend, beruhigend und entzündungshemmend. Außerdem stärkt er das Gewebe. Vorsicht: Hyperizin macht die Haut lichtempfindlich! Gehen Sie deshalb nach der Anwendung von Johanniskrautöl nicht in die Sonne!

Anwendungstipp Gutes Öl für wärmende Massagen. Hilft bei Couperose. Hervorragendes After-sun-Produkt.

Jojobaöl

○ Jojoba gehört zur Familie der Buchsbaumgewächse. Eigentlich ist Jojobaöl ein Pflanzenwachs, das bereits bei Zimmertemperatur flüssig ist. Es wird aus den Früchten gepresst und ist sehr lange haltbar.

○ Die Wirkstoffe sind Mineralien sowie die Vitamine E und F. Jojobaöl wirkt antiallergen, stabilisiert den pH-Wert und reguliert den Fett- und Feuchtigkeitshaushalt. Besonders gut ist das Öl bei trockener, empfindlicher Haut und bei zu starker Fettproduktion.

Anwendungstipp Verwenden Sie das Öl zur Straffung des Bindegewebes, bei Schwangerschaftsstreifen, gegen Schuppen und als Nagelöl.

Macadamianussöl

○ Aus dem Kern der Macadamianuss wird das Macadamiaöl gepresst. Es ist reich an Palmitoleinsäure (hohe Ähnlichkeit mit hauteigenen Fettsäuren), den Vitaminen A, B, E und Mineralstoffen.

○ Macadamiaöl wirkt hautpflegend und regenerierend und hilft bei Muskelverspannungen.

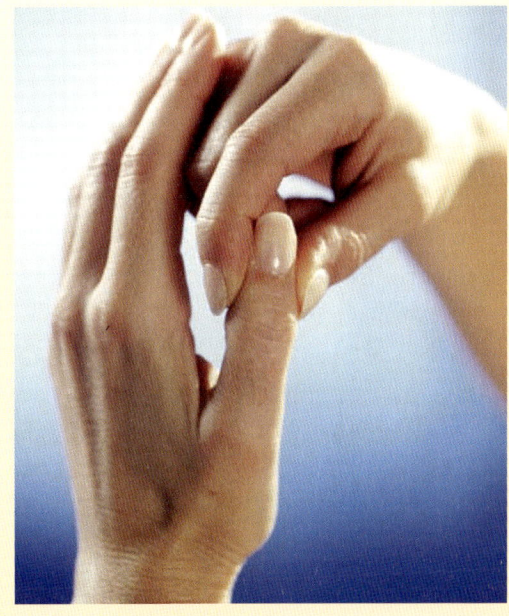

Viele Öle pflegen auch die Nägel sehr gut.

Anwendungstipp Liefert wertvolle Pflegestoffe für Haarpackungen bei spröden Haaren. Als Körperöl morgens nach dem Duschen ideal, da es schnell einzieht.

Mandelöl

○ Die Mandel zählt zu den Rosengewächsen. Das Öl wird aus den Mandelkernen gepresst. Es ist dem Aprikosenkernöl ähnlich und enthält 15 Prozent essenzielle Fettsäuren.

○ Mandelöl ist etwas für spröde, empfindliche und trockene Haut, denn es wirkt pflegend, nährend und bringt Erleichterung bei Juckreiz.

Anwendungstipp Klassiker unter den fetten Ölen. Gut geeignet als Körper- und Babyöl sowie für Aromamassagen.

Nachtkerzenöl

◎ Für die Gewinnung des Nachtkerzenöls werden die Samen gepresst. Das gewonnene Öl enthält große Mengen an Gamma-Linolensäure (sieben bis zehn Prozent). Es unterstützt und reguliert den Zellstoffwechsel, sorgt für die Elastizität und Regeneration von trockener und rauer Haut und hilft bei hormonellem Ungleichgewicht.

◎ Besonders geeignet ist Nachtkerzenöl für sehr trockene, normale, fette und reife Haut sowie für Mischhaut.

Anwendungstipp Als Gesichts- und Körperöl im Verhältnis 1 : 5 mit Jojobaöl mischen.

Sanddornöl

◎ Sanddorn gehört zur Familie der Ölweidengewächse. Das Öl wird aus den reifen Beeren gepresst.

◎ Sanddornöl ist gut für empfindliche und sehr beanspruchte Haut. Es hat einen hohen Anteil an Palmitoleinsäure, Karotinoiden sowie den Vitaminen C und E. Das Öl zieht schnell ein, wirkt ausgleichend, stärkend, feuchtigkeitsspendend, reizlindernd und fördert die Zellregeneration stark. Durch seine antioxidative Wirkung schützt es die Zellstrukturen vor der Zerstörung durch freie Radikale (aggressive Sauerstoffmoleküle) und Umwelteinflüsse.

Anwendungstipp Sanddornöl hilft bei Sonnenbrand, da es Rötungen und Schmerz lindert. Bei strapazierter Haut wird das Öl gerne im Verhältnis 1 : 9 mit einem weiteren Basisöl gemischt.

Sesamöl

◎ Sesam ist ein Mitglied der Familie der Pedaliengewächse. Aus den kleinen weißen Samen wird ein wertvolles Öl gepresst, das bis zu 48 Prozent Linolsäure sowie Lezithin und Sesamol enthält.

◎ Sesamöl wirkt hautregenerierend, ausgleichend und erwärmend und eignet sich für empfindliche bis trockene Haut.

Anwendungstipp In der klassischen Ayurveda-Medizin wird Sesamöl für Ölgüsse und Ölziehkuren sowie für reinigende Massagen und Packungen verwendet.

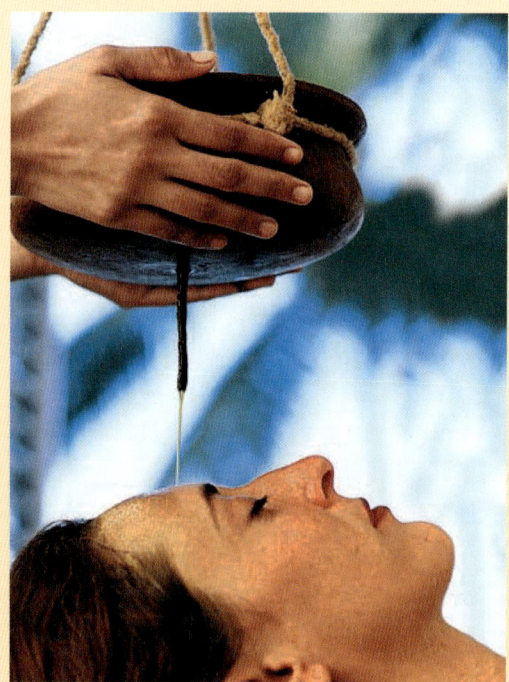

Sesamöl wird viel für Ölgüsse, Ölziehkuren, aber auch für Massagen eingesetzt.

Sheabutter

- Die vom Shea Butter Tree (Familie Butyrusper-mum parkii) gewonnene Sheabutter gehört wie das Jojobaöl zu den Pflanzenwachsen. Es ist bei Zimmertemperatur aber fest.
- Sheabutter hat einen hohen Gehalt an Provit-amin A sowie Vitamin E und Allantoin. Sie schützt alle Hauttypen, besonders aber die reife Haut, vor Austrocknung und macht sie weich und geschmeidig.

Anwendungstipp Guter Schutz vor Wind und Wetter für alle Hauttypen.

Weizenkeimöl

- Weizen gehört zur Familie der Süßgräser. Das Öl wird aus den Keimlingen gepresst. Es ent-hält Linolsäure (50 Prozent), Vitamin E, die Pro-vitamine A und D sowie Lezithin und Enzyme.
- Vor allem bei reifer und trockener Haut wirkt Weizenkeimöl Feuchtigkeit spendend, regulie-rend und aufbauend. Außerdem regt es den Hautstoffwechsel positiv an.

Anwendungstipp Eignet sich gut für Packungen bei spröden Verhornungen an Händen, Ellbogen und Fersen. Als natürliches Antioxidans wird es gerne anderen Ölen zur Haltbarmachung beige-mischt (Verhältnis 1 : 9).

Wildrosenöl

- Das äußerst kostbare Öl wird aus den Hage-butten der Wildrose gepresst.
- Es enthält Gamma-Linolensäure (20 Prozent) und weitere essenzielle Fettsäuren sowie Vit-amin-A-Säure. Wegen seiner Gewebe straf-

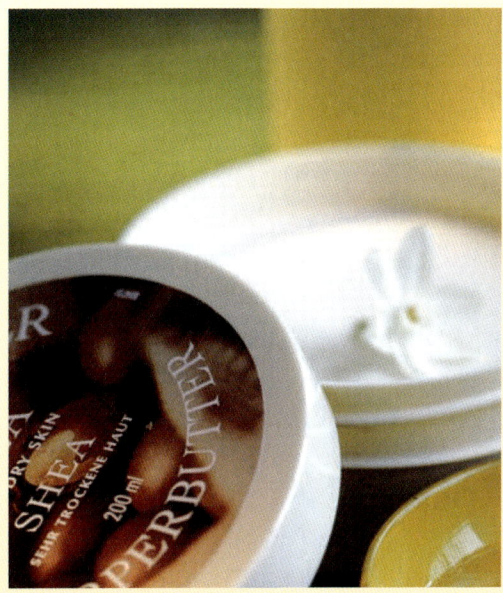

Diese pflegende Masse wird aus den Nüssen des Shea Butter Trees gewonnen.

fenden, Feuchtigkeit spendenden und zeller-neuernden Wirkung wird es sehr gerne für die reife, trockene Haut, für die Augenpflege sowie an Hals, Dekolletee und Brüsten ange-wandt. Dort polstert es auch kleine Fältchen im Nu wieder auf. Darüber hinaus egalisiert Wildrosenöl fleckige Pigmentierung der Haut, wirkt entzündungshemmend und ist ein guter Radikalenfänger. Aus diesem Grund hilft es auch bei Besenreisern, Zellulite und Krampf-adern hervorragend.

Anwendungstipp Da Wildrosenöl eine leicht rötliche Farbe hat, empfiehlt es sich, es im Verhältnis 1 : 9 mit anderen Basisölen (z. B. Jojoba-, Mandel-oder Aprikosenkernöl) zu mischen, damit es keine Spuren auf der Haut hinterlässt.

Pflegendes für jeden Tag

Für Gesichtsöle werden 50 ml Pflanzenöl mit ätherischen Ölen gemischt. Man rechnet für die tägliche Pflege zu Hause mit 0,3- bis 0,5-prozentigen Mischungen. Einprozentige Mischungen sind für die Körperpflege gedacht. Das bedeutet, dass Sie für Gesichtsöle auf 50 ml Pflanzenöl drei bis fünf Tropfen ätherische Öle geben, für Körperöle bis zu zwölf Tropfen. Das Trägeröl wählen Sie je nach Hauttyp (siehe Seite 74 ff.).

Samtige Pflege für Gesicht und Körper

20 ml Aprikosenkernöl und 30 ml Jojobaöl mit 3 Tropfen ätherischem Rosenholzöl und 1 Tropfen ätherischem Rosa alba (oder einem anderen Rosenöl), 3 Tropfen ätherischem Rosengeranienöl und 3 Tropfen ätherischem Grapefruitöl versetzen. In die feuchte Gesichtshaut zart einmassieren, so entsteht eine natürliche Wasser-Öl-Emulsion. In dieser Konzentration entspricht die Rezeptur einem Körperöl. Als Gesichtsöl nehmen Sie 1–2 Tropfen Rosenholz sowie je 1 Tropfen Rose, Rosengeranie und Petit Grain.
Wichtig Falls Sie in die Sonne gehen, ersetzen Sie das Grapefruitöl durch Petit Grain.

Klärendes Gesichtsöl

10 ml Nachtkerzenöl, 40 ml Jojobaöl mit je 1–2 Tropfen ätherischem Sandelholz- und Wacholderbeerenöl, 1 Tropfen ätherischem Ylang-Ylang-Öl und 1–3 Tropfen ätherischem Petit-Grain-Öl mischen. In die feuchte Gesichtshaut zart einmassieren.

Straffendes Gesichtsöl

20 ml Nachtkerzenöl, 10 ml Avocadoöl, 10 ml Jojobaöl und 10 ml Aprikosenkernöl mit 2 Tropfen ätherischem Weihrauchöl, 2 Tropfen ätherischem Sandelholzöl, 1–2 Tropfen ätherischem Neroliöl und 1–2 Tropfen ätherischem Orangenöl vermischen.
Vorsichtig in die feuchte Gesichtshaut einmassieren.

Feuchtigkeitsbalsam

30 ml Nachtkerzenöl, 10 ml Avocadoöl und 10 ml Jojobaöl mit 5 Tropfen ätherischem Palmarosaöl, 2 Tropfen Rosengeranienöl und 1–3 Tropfen ätherischem Bergamotte- oder Petit-Grain-Öl vermischen.
In die feuchte Gesichtshaut zart einmassieren.

Zellulitestopper

Viele Frauen leiden unter den hässlichen Dellen. Denn da bei Frauen das Gewebe in parallelen Strängen um die Fettzellen angeordnet ist, kann sich überschüssiges Fett und Wasser gut darin einlagern und drückt dann gegen das Gewebe. Wer das Problem sehr aktiv angeht, kann das Hautbild tatsächlich stark verbessern. So wirkt ein sehr gutes Aromamassageöl, das im Intervallprinzip regelmäßig angewendet wird, entwässernd und straffend. Die Haut wird deutlich glatter. Intervallprinzip bedeutet, dass Sie das Aromaöl etwa vier Wochen lang zuerst täglich, anschließend weitere zwei Wochen lang jeden zweiten Tag einmassieren.

Folgende Ölmischungen haben sich bei der Bekämpfung von Zellulite bewährt:

Variante 1

20 ml Sanddornöl, 30 ml Wildrosenöl und 50 ml Aprikosenkernöl mischen.

Variante 2

20 ml Weizenkeimöl, 30 ml Avocadoöl und 50 ml Mandelöl mit 20 Tropfen ätherischem Orangenöl, 10 Tropfen ätherischem Zypressenöl, 10 Tropfen ätherischem Myrte-Marokko-Öl und 20 Tropfen ätherischem Wacholderbeeröl versetzen.

Variante 3

Jeweils 50 ml Jojobaöl und Mandelöl mit 10 Tropfen ätherischem Zedernöl, 20 Tropfen ätherischem Wacholderbeeröl, 20 Tropfen ätherischem Rosmarinöl und 20 Tropfen ätherischem Orangenöl mischen.

Die Ölmischungen in rhythmischen Massagegriffen von den Knöcheln bis zur Leistengegend und am Po einmassieren. Falls nötig auch Bauch und Oberarme damit massieren. Beginnen Sie dabei immer auf der herzabgewandten Seite.

Damit Zellulite dauerhaft verschwindet, sollten Sie die Aromaölanwendungen durch gesunde, fettarme Ernährung (viel frisches Obst, magerer Fisch und Vollkornprodukte) ergänzen. Auch eine gesteigerte Flüssigkeitsaufnahme und Bürstenmassagen (nicht bei Besenreisern) ist hilfreich.

Unerlässlich sind Sport und spezielle Gymnastikübungen. Besonders wirksam sind hier Kniebeugen:

Führen Sie fünf langsame Kniebeugen hintereinander aus, und machen Sie danach eine Pause von 10 bis 30 Sekunden. Diese Übung wird zweimal wiederholt. Für maximalen Erfolg sollten Sie mindestens zwei Durchgänge machen, denn Zellulitekiller produziert der Körper nur, wenn die Muskeln bis zur Erschöpfung arbeiten. Idealer Zeitpunkt für Kniebeugen ist die Zeit zwischen 17 und 19 Uhr, da die Hormonproduktion des Körpers in diesen zwei Stunden auf Hochtouren läuft.

Lavaerde-Körperpeeling

Auch mineralreiche Lehmsorten, die mit ätherischen Ölen gemischt werden, sind ein wirksames Mittel gegen Zellulite.

2 EL Lavaerde, 3 EL Himalayasalz (ersatzweise Meersalz), 5 Tropfen ätherisches Zimtöl, 10 Tropfen ätherisches Myrten- und 5 Tropfen ätherisches Orangenöl dazuträufeln und mit etwas Orangenblütenwasser oder Wasser zu einer leichten Paste verarbeiten. Großzügig auf die betroffenen Körperstellen auftragen. Der dünne weiße Film beginnt zu prickeln, wenn er in die Haut eindringt. Sobald die Paste getrocknet ist, abduschen. 50 ml Mandelöl, dem 1 Tropfen ätherisches Rosenöl, 2 Tropfen ätherisches Zedernöl und 3 Tropfen ätherisches Grapefruitöl beigemischt wurden, in die feuchte Haut einmassieren.

Wellness total – ein Wohlfühltag für die Sinne

Ewige Jugend, Gesundheit und Lebensfreude sind ein uralter Traum der Menschheit. Der Begriff »Wellness« scheint das Zauberwort für die Erfüllung dieses Traumes zu sein. Bereits 1654 wurde »Wellness« im Oxford Dictionary als Zustand für Wohlbefinden und gute Gesundheit beschrieben. Das Wort »Wellness« leitet sich von dem englischen Begriff »well« (gut bzw. wohl) ab und bedeutet ursprünglich, gesund zu leben und sich wohl dabei zu fühlen. Heute bedeutet Wellness, aus Entspannung, Wohlbefinden und einem besseren Körpergefühl mehr Energie fürs Alltagsleben zu schöpfen und einen entspannenden Ausgleich zu diesem zu finden.

Die Idee, mit Aromastoffen für ganzheitliches Wohlbefinden zu sorgen, trägt dem Bedürfnis nach Gesundheit, innerer Balance und dem Wunsch nach körperlicher und geistiger Entspanntheit, gesteigerter Lebensqualität und Lebensfreude Rechnung.

Mit Pflanzenaromen ist es möglich, Wellness in das tägliche Pflegeprogramm einzubringen. Ein wohltuendes aromatisches Bad mit ätherischem Lavendel-, Melissen- oder Kamillenöl beispielsweise entspannt Körper und Geist nach einem anstrengenden Arbeitstag und gilt für viele als Grundbaustein eines individuellen Wellnesskonzepts in den eigenen vier Wänden.

Auch Sie können sich Ihr ganz persönliches Aroma-Spa gönnen und sich von Kopf bis Fuß verwöhnen. Wie wäre es beispielsweise mit einem Beautytag am Wochenende – ganz für Sie allein? Durchbrechen Sie den Alltagstrott, und geben Sie Ihrem Geist neue Impulse.

Spa heißt »sanus per aqua« – gesund durch Wasser. Und auch das private Spa zu Hause hat viel mit diesem Element zu tun. Im heißen Badewasser schwimmen unsere Alltagssorgen davon, der Geist wird besänftigt und der Körper schwerelos – sicher getragen von Lebensfreude und Wohlbefinden. Naturessenzen, die man dem Wasser beimengt, streicheln die Seele und bringen die Gefühle in einen sanften Fluss.

So wird das Day-Spa zum Erlebnis

Schaffen Sie sich eigene »Schönheitsrituale«, um sich innerlich zu stärken. Wichtig ist aber, dass Ihr persönlich geschaffenes Day-Spa zu Hause ein Refugium der Sinne wird. Sorgen Sie also für Ruhe, Zeit und ein angenehmes Ambiente. Schließen Sie die Tür hinter sich, und gestalten

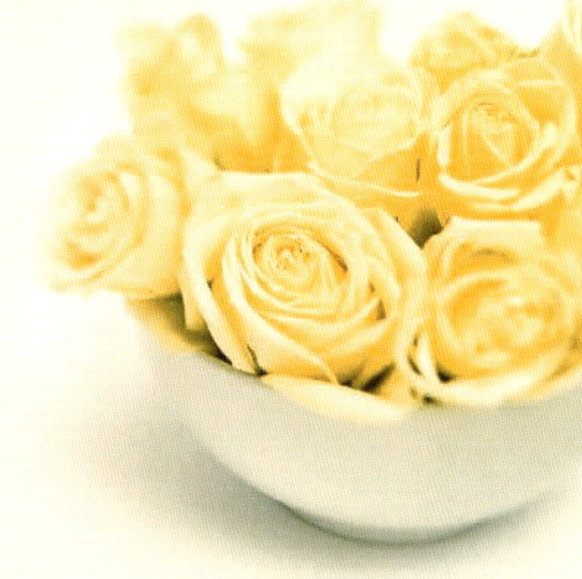

Sie Ihre Badeumgebung so, wie Sie es wollen. Fort mit Quietscheentchen und schmutziger Wäsche und her mit schönen Accessoires, angenehmen Düften und Farben, ruhiger Musik und gedämpftem Licht. Und natürlich sollte das Badezimmer angenehm warm sein.

Mit Naturdüften schaffen Sie auf einfachste Weise eine Wellnessatmosphäre, denn sie lösen Wohlbefinden mit dem ersten Atemzug aus. Schaffen Sie sich eine kleine Duftoase. Mit einer formschönen Duftlampe können Sie entweder stimulierende (Jasminöl, Ylang-Ylang, Sandelholz) oder beruhigende (Lavendel, Melisse) Aromen verströmen lassen.

Auch die taktilen Reize dürfen nicht zu kurz kommen. Sorgen Sie also für Utensilien wie Luffaschwamm und -gurke, weiche Bürsten, Pinsel in verschiedenen Größen, genügend warme Handtücher und einen kuscheligen Bademantel.

Nach der Körperpflege sorgt ein schönes Buch zum Schmökern für zusätzliche Entspannung. Lassen Sie das Spa-Ritual zu einem Geschenk für die Seele werden. Viel Freude beim Ausprobieren!

Vor dem Baden

Bevor Sie in die heiße Badewanne steigen, ist es sinnvoll, die Haut vorzubereiten. Die folgenden Rezepte sorgen dafür, dass das Aroma-Spa ein echtes Wellnesserlebnis wird.

Papayapüree für gutes Körperfeeling
Papaya enthält das Enzym Papain, das die Haut weich macht und verhornte Hautschichten löst. Nach der Anwendung ist die Haut geglättet und belebt.
Pürieren Sie eine reife Papaya, und geben Sie 2 Tropfen ätherisches Vanilleöl und 1 Tropfen ätherisches Ylang-Ylang-Öl dazu. Gut durchmischen.
Verteilen Sie die Masse, ohne zu reiben, auf dem ganzen Körper. Wickeln Sie sich dann in ein Handtuch ein, und lassen Sie das Püree 20 Minuten wirken.
Anschließend duschen oder baden. Falls die Haut hinterher sehr kribbelt, den Körper mit Rosen- oder Lavendelwasser besprühen. Beides kühlt wunderbar. Zum Schluss eine Körperlotion oder ein Körperöl auftragen.
Tipp: Das Püree wirkt noch effektiver, wenn man, während es auf der Haut ist, in einer feuchten Umgebung schwitzt. Tragen Sie es z. B. vor einem Dampfbad auf, oder wickeln Sie sich in feuchte, warme Tücher und eine Plastikfolie.

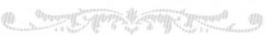

Buttermilch-Bodymaske

Eine Buttermilch-Bodymaske macht die Haut
zart und lässt die Urlaubsbräune strahlen.

250 ml Buttermilch und 250 g Milchpulver verrühren. 5 Tropfen ätherisches Clementinenöl, 1 Tropfen ätherisches Neroliöl und 2 Tropfen ätherisches Petit-Grain-Öl dazugeben.

Die Mischung mit einem breiten Pinsel auf den Körper streichen. 15 bis 20 Minuten trocknen lassen, mit kühlem bis lauwarmem Wasser abspülen.

Reinigende Körpermaske

1 EL Mandelöl mit 1 EL Maisstärke und 150 ml aufgekochtem und wieder abgekühltem Wasser verrühren. Das Gemisch unter Rühren im Wasserbad leicht erwärmen (nicht kochen!), bis es zu einem festen, leicht glasigen »Pudding« geworden ist. Den Brei abkühlen lassen und 1 Tropfen ätherisches Wacholderöl, 2 Tropfen ätherisches Myrtenöl und 2 Tropfen ätherisches Orangenöl unterrühren.

Die Mischung als Ganzkörperpackung auftragen (vor allem Hals und Gesicht einreiben). Kurz einwirken lassen und wieder abwaschen.

Der Bauch – die vernachlässigte Körperregion

Meist stehlen ihm Busen, Po und Beine die Aufmerksamkeit, wenn es um Körperpflege geht. Aber auch unser Bauch braucht Streicheleinheiten. Gerade über den Bauch erhalten wir viele unterbewusste Informationen: Wir haben »Schmetterlinge im Bauch«, wenn wir verliebt sind, etwas liegt uns »wie ein Stein im Magen«, oder wir treffen Entscheidungen »aus dem Bauch heraus«. Es lohnt sich also, sich mehr mit unserem Bauch zu beschäftigen und unsere Einstellung ihm gegenüber zu überdenken. Die folgenden Rezepte können Sie an Ihrem Day-Spa-Tag anwenden, bevor Sie in ein Öl-, Salz- oder Honigbad steigen.

Zitronen-Meersalz-Peeling für den Bauch

Ein Zitronen-Meersalz-Peeling regt die Durch-
blutung des Bauches an und sorgt für samt-
weiche Haut.

Zu gleichen Teilen Meersalz und Saft einer Zitrone mischen. 1 Tropfen ätherisches Zitronen- oder Myrtenöl (Anden) hinzugeben und untermischen.

Bürstenmassagen

Bürstenmassagen wirken anregend auf die Haut. Die Stimulation sorgt für stärkere Entgiftung und regt den Lymphfluss an. Am besten eignen sich Bürsten mit Naturborsten und langem Stiel, mit denen Sie den ganzen Körper vor dem Baden abreiben.

Beginnen Sie mit gleichmäßigen Strichen an den Fußsohlen. Arbeiten Sie sich dann auf der rechten Seite über das Bein, das Gesäß und den Rücken hoch zur Schulter. Gehen Sie dann von der Innen- und Außenseite der Hand an den Innen- und Außenseiten der Arme entlang nach oben. Danach kommt die linke Seite dran. Bauch und

Brustbereich werden nur sehr sanft bearbeitet. Den Unterbauch zart im Uhrzeigersinn bürsten, das regt die Verdauung an.

Tipp Mit Luffagurke kann man eine wohltuende Massage während eines Bades durchführen. Besonders gut ist es, wenn Sie einen Tropfen ätherisches Öl (z. B. Lavendel fein) darauf geben, das verstärkt den Reinigungseffekt zusätzlich.

Beautybäder – tauchen Sie ab

Ein warmes Vollbad mit ätherischen Ölen vertreibt schlechte Laune, Stress und Winterkälte im Nu und wirkt wunderbar entspannend. Relaxen Sie mindestens 20 Minuten in der Wanne. Das Badewasser sollte dabei ungefähr Körpertemperatur haben. Die enthaltenen ätherischen Öle nehmen Sie über die Haut und über die Atmung auf. Daher ist es wichtig, die Haut auf das Bad vorzubereiten (siehe Seite 81 f.). Während des Badens sollten Sie immer wieder tief einatmen, um die Dämpfe zu inhalieren.

Wichtig Ätherische Öle sind nicht wasserlöslich und können zu Verbrennungen und Allergien führen, wenn sie nur auf das Wasser geträufelt werden. Rühren Sie sie daher vorher immer in Sahne, fette Milch, Molke, Essig, Honig oder neutrale Ölbäder.

Milchbäder

Bäder mit Honig und Milch, Molke oder Sahne sind eine gute Pflege für normale bis trockene Haut. Die angegebene Menge reicht für je ein Vollbad.

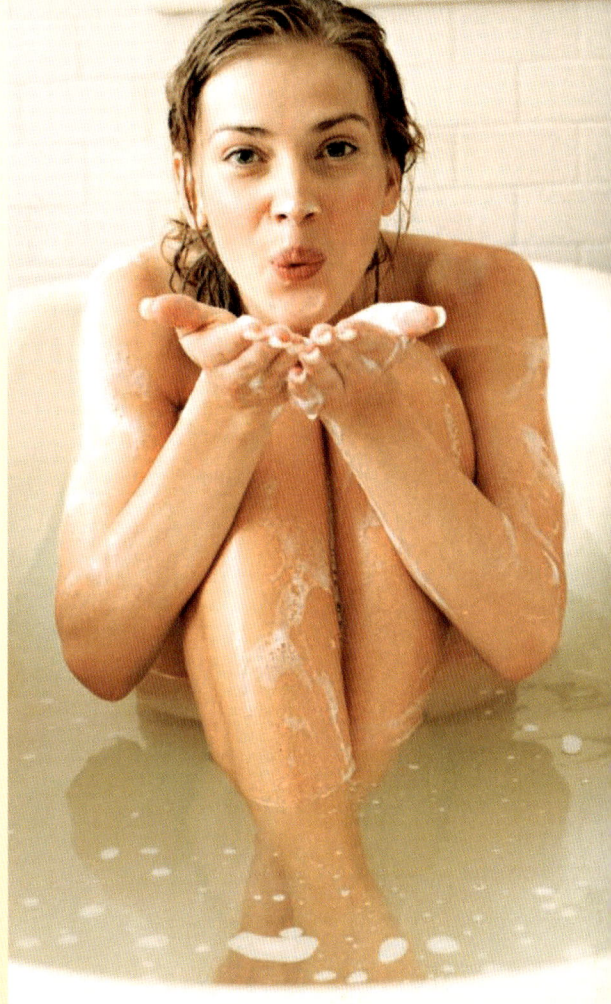

Ein Milchbad reinigt sanft, verwöhnt die Haut mit Feuchtigkeit und macht sie zart und seidenweich.

Sahne-Honig-Bad

2 EL Sahne und 2 EL Honig gut miteinander vermischen. Ätherische Öle auswählen:

○ Belebend (holzig): 2 Tropfen Douglasfichtenöl, 2 Tropfen Weißtannen- oder Fichtennadelöl, 1 Tropfen Zedernöl und 2 Tropfen Myrtenöl

○ Belebend (fruchtig): 4 Tropfen Orangenöl, 3 Tropfen Bergamotteöl und 2 Tropfen Rosenholz- oder Ho-Blatt-Öl

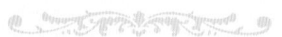

- ☼ Balancierend: 2 Tropfen Vanilleöl, 2 Tropfen Rosenholzöl und 2 Tropfen Rosengeranienöl
- ☼ Entspannend: 3 Tropfen Lavendelöl fein, 3 Tropfen Kamillenöl römisch und 2 Tropfen Petit-Grain-Öl
- ☼ Vitalisierend: 2 Tropfen Bergamotteöl, 2 Tropfen Myrtenöl (Anden) und 1 Tropfen Neroli- oder 3 Tropfen Lemongrassöl
- ☼ Aphrodisierend: 3 Tropfen Sandelholzöl, 2 Tropfen Ylang-Ylang-Öl, 1 Tropfen Jasminöl und 2–3 Tropfen Bergamotteöl (dieses Bad kann auch stressmildernd wirken)

Das Öl in die Sahne geben und untermischen. Wenn das Badewasser fast vollständig eingelaufen ist, wird das aromatische Honig-Sahne-Gemisch in das Badewasser eingerührt.

Tipp: Wenn Sie nicht so gerne eine Ölmischung verwenden wollen, sondern ein einzelnes Öl (siehe dazu Duftporträts ab Seite 16), rechnet man für ein Vollbad acht bis zehn Tropfen ätherisches Öl.

Aromafeines Molkebad

Macht die Haut streichelzart, samtweich und durchblutet. Wirkt entspannend. Danach fühlt man sich wie neugeboren.

Versetzen Sie 1 l frische Molke oder einige EL Molkepulver mit 3 Tropfen ätherischem Rosengeranienöl, 2 Tropfen ätherischem Palmarosaöl und 3 Tropfen eines ätherischen Zitrusöls Ihrer Wahl. Kräftig umrühren und in das warme Badewasser geben.

Salzbäder

Salzbäder dienen vor allem der Entspannung, nicht der Reinigung. Duschen Sie deshalb, bevor Sie in die Wanne steigen. So kann der Körper wohltuende Wirkstoffe optimal aufnehmen.

Aroma-Badesalz

Ein Vollbad mit Badesalzen versetzt Sie in Urlaubsstimmung und strafft die Haut. Es ist eine echte Alternative zu Schaumbädern, denn die Zusammensetzung der Mineralstoffe und Spurenelemente ähnelt der unserer Zellflüssigkeit. Werden noch ätherische Öle zugegeben, wird das Baden zu einem echten Wellnesserlebnis – Körper und Seele werden schwerelos.

Für ein entspannendes Badesalz mischen Sie 2–3 EL Meersalz, 1 EL Natron, 1 EL Magnesiumsulfat und mehrere Tropfen ätherisches Lavendelöl fein. Wasser einlaufen lassen und die Mischung hineingeben. Nach dem Baden reiben Sie sich mit Körperöl ein.

Ölbäder

Ölbäder sind angenehm, reinigen, ohne zu entfetten, und bewahren die Haut vor Feuchtigkeitsverlust. Allerdings verteilen sie sich nicht gleichmäßig im Wasser und hinterlassen einen Rand in der Wanne.

Meersalz-Ölbad

200 g Meersalz mit 50 ml Mandel-, Wildrosen-
oder Nachtkerzenöl versetzen. Dazu geben Sie
ätherische Öle Ihrer Wahl (siehe Duftporträts
ab Seite16). Verwenden Sie aber nie mehr als
10 Tropfen pro Vollbad.
Tipp Als Trägeröle sind auch naturreine Küchen-
öle wie Oliven-, Sonnenblumen- oder Distelöl
geeignet.

Entschlackungsbad

200 g Meersalz mit 50 ml Mandel-, Wildrosen-
oder Nachtkerzenöl versetzen. 10 Tropfen äthe-
risches Wacholderbeeröl, je 5 Tropfen ätherisches
Zypressenöl, ätherisches Rosmarinöl, ätherisches
Bergamotteöl und 10 Tropfen ätherisches Petit-
Grain-Öl zugeben. In ein Weckglas geben und pro
Bad 3–4 EL entnehmen.

Winterliches Ölbad

2 EL Mandelöl mit 2 Tropfen ätherischem
Zimtrindenöl, 2 Tropfen ätherischem Kardamomöl
und 6 Tropfen ätherischem Zitrusöl sorgfältig
mischen und ins heiße Wasser geben.

Energiebad

2 EL Mandelöl mit 3 Tropfen ätherischem
Zedernöl, 2 Tropfen ätherischem Myrtenöl und
3 Tropfen ätherischem Zitronenöl mischen und
ins Badewasser geben.

Kräuterbäder

Auch Kräuter eignen sich fürs Privat-Spa.

Kräuterbad

Diverse getrocknete Kräuter, Tees oder Blüten zu
einem Sud aufkochen. Mit 1 EL Orangenblüten-,
Lavendel- oder Rosenwasser versetzen und ins
Badewasser geben.

Augenkompresse

Legen Sie während des Bades eine Augenkom-
presse auf die geschlossenen Lider.

Teekompresse

*Das Tannin im schwarzen Tee beruhigt ange-
strengte, müde Augen.*
Zwei Beutel Schwarztee überbrühen und kurz
ziehen lassen. Die Beutel herausnehmen und
abkühlen lassen. Teebeutel auf die Lider legen.
Tipp: Kamillen- und Pfefferminztee erfrischen.

Rosenwasser-Augenpads

*Diese Augenpads helfen bei geschwollenen
Augen.*
2 Wattepads mit alkoholfreiem Rosenwasser
beträufeln und kurz im Kühlschrank kühlen. Pads
ausdrücken und auf die geschlossenen Augen
legen.
Vorsicht Ätherische Öle niemals direkt in die
Augen bringen.

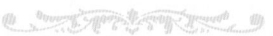

Für das Duschvergnügen

Nicht nur ein behagliches Wannenbad sorgt für Entspannung, auch eine heiße Dusche mit duftenden Gels und Bodyshampoos schenkt neue Kraft. Grundlage für das Duschvergnügen sind neutrale Duschgels oder -balsame aus dem Reformhaus. Diese werden mit Ihren eigenen ätherischen Ölkompositionen verfeinert.

Frisches Minzgel

Geben Sie in 100 ml neutrales Duschgel 5 Tropfen ätherisches Pfefferminzöl, 3 Tropfen ätherisches Myrtenöl und 5 Tropfen ätherisches Zitronenöl. Gut mischen.

Duschbad Exotik

100 ml neutrales Duschgel mit 4 Tropfen ätherischem Sandelholzöl, 2 Tropfen ätherischem Rosenholzöl, 3 Tropfen ätherischem Ylang-Ylang-Öl und 4 Tropfen ätherischem Grapefruitöl gründlich mischen.

Herb duftendes Duschgel

Mischen Sie 100 ml neutrales Duschgel mit 3 Tropfen ätherischem Zedernöl, 2 Tropfen ätherischem Zirbelkiefernöl und 5 Tropfen ätherischem Petit-Grain-Öl.

Belebendes Bodyshampoo

Rühren Sie 3 Tropfen ätherisches Wacholderbeerenöl, 3 Tropfen ätherisches Rosmarinöl und 5 Tropfen ätherisches Bergamotteöl in 100 ml neutrales Duschgel ein.

Tipp Lieblicher wird dieses Duschgel, wenn Sie statt Bergamotteöl Palmarosaöl verwenden.

Pflege für danach

Für die Hautpflege nach Bad oder Dusche sind je nach Hauttyp (siehe Seite 74ff.) Mandel-, Macadamianuss- oder Wildrosenöl besonders geeignet. Durch die Zugabe von ätherischen Ölen bieten die Substanzen mehr als bloße Pflege.

Blumig entspannend

30 ml Macadamianussöl, 10 ml Wildrosenöl und 10 ml Nachtkerzenöl mit 3 Tropfen ätherischem Rosenholzöl, 2 Tropfen ätherischem Mandarinenöl und 1 Tropfen ätherischem Rosenöl versetzen.

Heitere Gelassenheit

Beautyöl für die Frau: Mischen Sie 20 ml Mandelöl, 10 ml Weizenkeimöl, je 2 Tropfen ätherisches Vanille- und Neroliöl und 3 Tropfen ätherisches Bergamotteöl.

Beautyöl für den Mann: 50 ml Mandelöl mit 3 Tropfen ätherischem Zedernöl, 1 Tropfen ätherischem Vetiveröl, 1 Tropfen ätherischem Palmarosaöl und 3–4 Tropfen ätherischem Petit-Grain- oder Zitronenöl mischen.

Massieren Sie die Mischung in die feuchte Haut ein. Falls das Wasser sehr kalkhaltig ist, sprühen Sie den Körper nach dem Abtrocknen mit Hydrolaten ein und ölen sich danach ein. Es entsteht dadurch eine natürliche Öl-Wasser-Emulsion, die für eine wunderbar samtig weiche Haut sorgt.

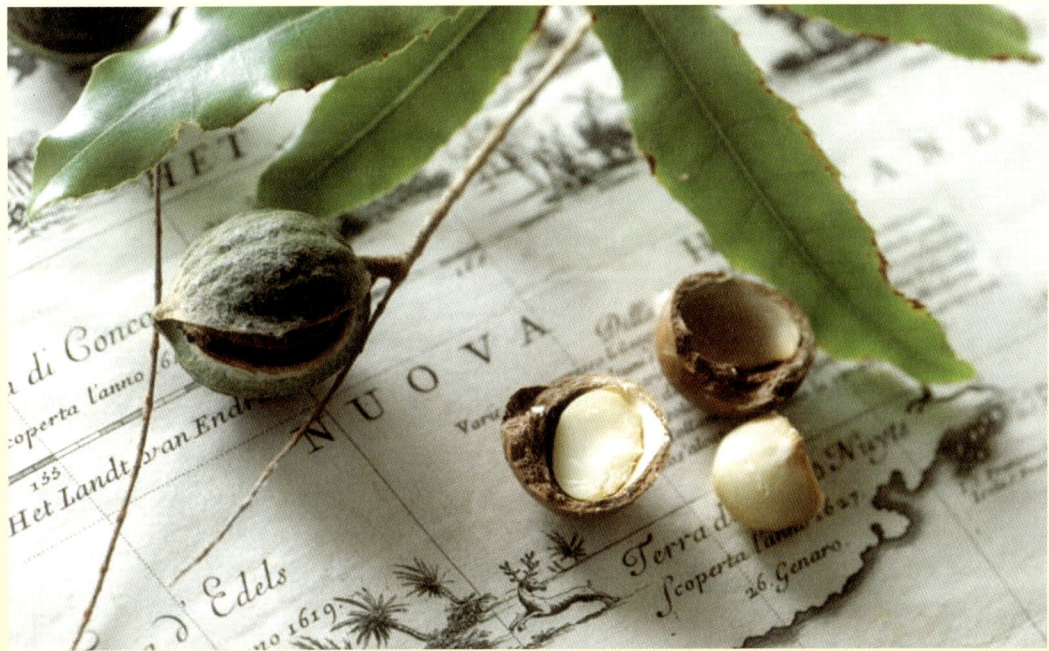

Öl aus Macadamianüssen macht die Haut weich und geschmeidig und fettet nicht nach.

Vielseitiger Bodybalsam

50 g Sheabutter im Wasserbad schmelzen. 30 ml Macadamianussöl und 10 ml Weizenkeim- oder Wildrosenöl zugeben. Die Mischung unter Rühren erkalten lassen.

Der Balsam lässt sich durch die Zugabe bestimmter ätherischer Öle auf die individuellen Bedürfnisse abstimmen. Die folgenden Mengenangaben sind für jeweils ein bis zwei Esslöffel Balsam berechnet.

- Bei Erkältung: 2 Tropfen Eukalyptus-citriodora-Öl, 1 Tropfen Myrtenöl und 1 Tropfen Zitronenöl zugeben. Brust und Rücken damit einreiben oder in die Fußsohle am Ballen und an den Zehen einmassieren.
- Lippenbalsam: 1 Tropfen Melissen-, 1 Tropfen Rosen- oder 2 Tropfen Rosengeranienöl zum Balsam hinzufügen.
- Kühlender Fußbalsam: 1–2 Tropfen Pfefferminzöl und 1 Tropfen Zitronenöl einrühren.
- Wind- und Wetterbalsam: Etwas Sanddorn-Trägeröl, 2 Tropfen Rosenholzöl und 1 Tropfen Neroliöl zugeben. Vorsicht: Sanddornöl kann Flecken auf der Kleidung hinterlassen.

Haarpflege

An einem Verwöhntag für den ganzen Körper dürfen die Haare natürlich nicht zu kurz kommen.

Haarspülung

Diese Spülung gibt blondem Haar neuen Glanz.

100 ml starken Kamillentee mit 2 Tropfen ätherisches Zitronenöl mischen. Die Haare damit spülen, kurz einwirken lassen und alles gründlich wieder auswaschen.

Belebendes Haartonikum

In 250 ml Minz-, Orangen- oder Rosenwasser
(Hydrolat) 1 TL Apfelessig, 5 Tropfen ätherisches
Rosengeranienöl, 2 Tropfen ätherisches Palma-
rosaöl, 3 Tropfen ätherisches Rosmarinöl und
2–3 Tropfen ätherisches Wacholderbeeröl geben.
Alles kräftig schütteln und in eine Sprühflasche
füllen. Das Tonikum ins Haar sprühen und in
Haare und Kopfhaut einmassieren.

Pflege für die Haarspitzen

*Diese Mischung kittet brüchige Haarspitzen
und macht die Haare weich wie Seide.*
Etwas Mandel- oder Aprikosenkernöl mit 1–2
Tropfen ätherischem Zedern- oder Kamillenöl
mischen.

Das Mittel in die Haarspitzen einmassieren.
Ein warmes Handtuch um den Kopf wickeln und
die Kurpackung mindestens ein bis zwei Stunden,
am besten aber über Nacht, einziehen lassen.
Danach mit einem milden Shampoo gründlich
auswaschen.

Haarkur

Sauer macht schön! Die Zitrone verleiht Ihrem
Haar mehr Glanz. Den Saft von 2 frischen
Zitronen mit 3 Tropfen ätherischem Zitronenöl
und 2 Tropfen ätherischem Zedernöl gut vermengen. Die Mischung gründlich in die Kopfhaut
einmassieren und nach 10 Minuten wieder aus-
spülen. Zum Schluss die Haare einmal kalt
abspülen.

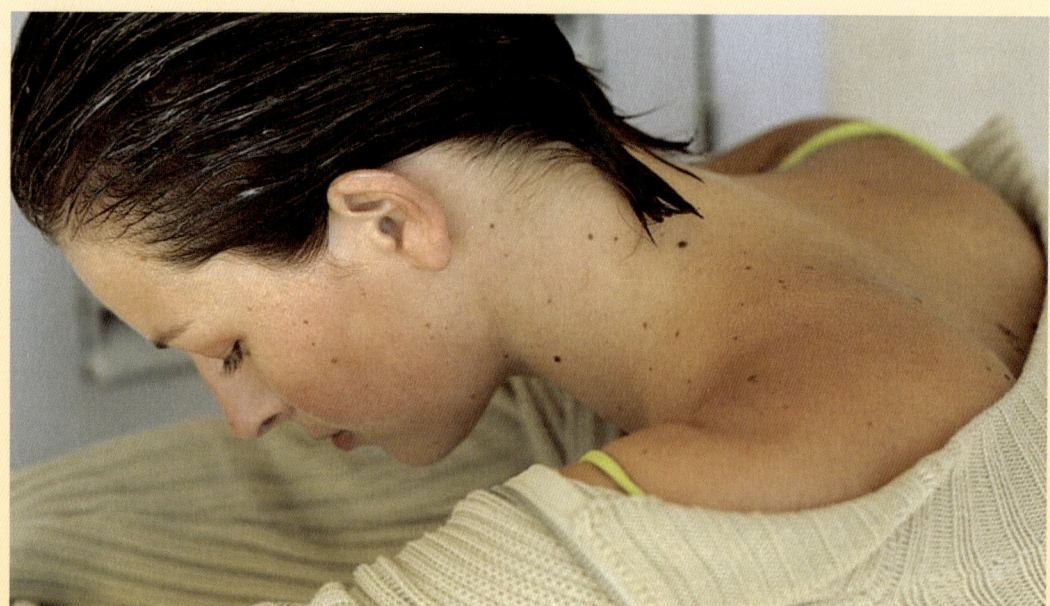

Mandel- oder Aprikosenkernöl ist Basis für eine wirksame Haarkur, sie macht die Haare weich wie Seide.

Regenerierende Haarmaske

In 2 EL Mandelöl 1 TL Spirulina-Algenpulver einrühren, 3 Tropfen ätherisches Zedernöl und 2 Tropfen ätherisches Rosmarinöl dazugeben. Gut verrühren. Die Mischung in die Kopfhaut einmassieren und mindestens 20 Minuten einwirken lassen.

Handpflege

Unsere Hände müssen jeden Tag viele Aufgaben für uns erledigen. Wir machen Handreichungen, reden mit den Händen und haben nicht selten Spülhände. Tun Sie Ihren Händen also ruhig mal etwas Gutes.

Regenerierende Handmaske

1 EL Bodybalsam (siehe Seite 87) im Wasserbad schmelzen und 1 EL Nachtkerzenöl, 1 Tropfen ätherisches Palmarosaöl und 1 Tropfen ätherisches Weihrauchöl dazugeben.

Die Hände mit der Mischung kräftig einbalsamieren. Baumwollhandschuh überziehen und die Maske 20–30 Minuten einziehen lassen.

Tipp Wenn Sie die Maske über Nacht einwirken lassen, bekommen Sie richtige »Samtpfoten«.

Pigmentflecken

Pigmentflecken auf dem Handrücken lassen sich mit Zitronensaft bleichen. Dieser Effekt kann durch ätherisches Zitronenöl verstärkt werden. Zitrone ist aber nicht nur das beste Mittel gegen Flecken und Verfärbungen. Durch die Fruchtsäure werden auch die Nägel glatter, heller und fester.

Fußpflege

Auch unsere Füße brauchen Pflege. Leider vernachlässigen die meisten Menschen sie sträflich. Nutzen Sie Ihren Spa-Tag, um den Füßen einmal volle Aufmerksamkeit zu schenken. Entspannend ist beispielsweise ein lauwarmes Fußbad, in das Sie 2 EL Meersalz und 3–4 Tropfen ätherisches Lavendelöl fein geben. Das warme Wasser weicht außerdem verhornte Stellen auf, anschließend lässt sich die Hornhaut leicht mit dem Bimsstein wegrubbeln. Danach die Füße und Unterschenkel dick mit Fußbalsam oder Körperöl eincremen, in dicke Baumwollsocken schlüpfen und ab aufs Sofa.

Achtung Fußnägel erst am Tag danach lackieren.

Warm-up für die Füße

Kalte Füße sind wirklich unangenehm. Die folgenden Fußbäder wärmen sie gründlich auf. Zehn Minuten genügen!

Variante 1

1 TL Sahne mit 3 Tropfen ätherischem Rosmarinöl, 2 Tropfen ätherischem Zypressenöl und 1 Tropfen ätherischem Zedernöl mischen und ins 36–37 °C warme Wasser geben.

Variante 2

2 Tropfen ätherisches Vanilleöl, 1 Tropfen ätherisches Zimtöl, 1 Tropfen ätherisches Kardamomöl und 2 Tropfen ätherisches Orangenöl in 1 TL Sahne lösen. Ins 36–37 °C warme Wasser geben und vermischen.

Angeschwollene Füße und Knöchel

Wer viel geht und steht, leidet oft unter geschwollenen Füßen und Knöcheln.

Abschwellendes Fußbad

2 Tropfen ätherisches Zypressenöl, 3 Tropfen ätherisches Zitronenöl und 1 Tropfen ätherisches Myrtenöl in 2 EL Sahne oder Öl rühren. Die Mischung in ein Wännchen mit körperwarmem Wasser geben und die Füße 10 bis 20 Minuten darin baden.

Achtung Das Fußbad regt den Blutkreislauf an, deshalb nicht vor dem Schlafengehen anwenden.

Wärmstens empfohlen: Saunafreuden

Für Entspannung und Anregung zugleich sorgt ein Saunagang. Ursache für diese Wirkung ist der Wechsel von intensiver Wärme und nachfolgender Abkühlung. Alltagsstress löst sich beim Saunen in Luft auf, die Seele kann wieder aufatmen, und selbst das Immunsystem erhält den nötigen Kick. Zu guter Letzt wird die Haut streichelzart.

Vorsicht: Gehen Sie nicht in die Sauna, wenn Sie bereits erkältet sind. Auch bei Bluthochdruck und großer Erschöpfung muss vom Saunagang abgeraten werden.

Bei der klassischen Sauna setzt man den Körper einer Temperatur von 85 bis 90 °C aus. Besonders wohltuend sind sanfte Biosaunen mit milden 40 bis 60 °C. Nach einem Saunagang wird der Kreislauf durch eine kalte Dusche oder ein eisiges Tauchbad angekurbelt.

Tipp Vitalisieren Sie den Kreislauf nach der Sauna zusätzlich mit prickelnden Eiskristallen. Mineralwasser ohne Kohlensäure mit 1 Tropfen ätherischem Pfefferminz-, Eukalyptus- oder Myrtenöl versetzen, in Eiswürfelbehälter füllen und einfrieren. Den Körper nach dem Saunagang mit diesen Eiswürfeln abreiben und danach eiskalt duschen oder mutig in ein Tauchbecken steigen.

Die Seele der Sauna ist der Aufguss

Zum richtigen Erlebnis wird der Saunagang erst mit einem gelungenen Aufguss. Setzt man diesem Wasser ätherische Öle zu, wird ein Saunabesuch noch wohltuender. Denn die ätherischen Dämpfe werden sowohl inhaliert als auch über die Haut aufgenommen und verstärken so den erholsamen Saunaeffekt.

Ölmischungen für den Aufguss können Sie selbst herstellen. Füllen Sie Ihr fertiges Duftöl dann in ein kleines Fläschchen, und geben Sie beim Aufguss 1–2 Tropfen davon in eine Kelle Wasser. Wenn Sie die Mischung mit Alkohol versetzen, können Sie mehr Tropfen (4–7) ins Wasser geben, denn das Öl verteilt sich durch den Alkohol besser.

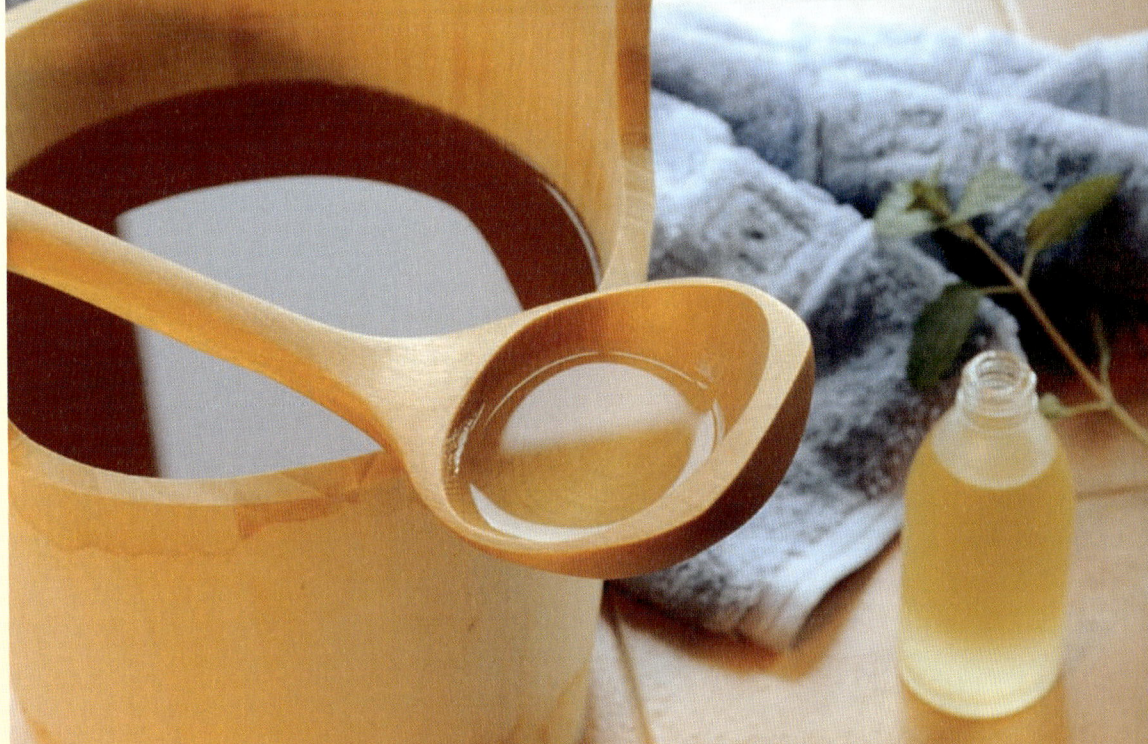

Wenige Tropfen von ätherischen Ölen genügen für belebende und erfrischende Saunaaufgüsse.

Ölmischung Fruchtig-frisch

Wirkt belebend und aufmunternd

20 Tropfen ätherisches Grapefruitöl, 20 Tropfen ätherisches Orangenöl, 20 Tropfen ätherisches Myrtenöl Anden, 5 Tropfen ätherisches Zedernöl und 20 Tropfen ätherisches Clementinen- oder Mandarinenöl mischen. In ein kleines Fläschchen füllen und mit 96-prozentigem Alkohol auffüllen. Für einen Aufguss benötigen Sie 3–6 Tropfen.

Ölmischung Cool

Erfrischende Wirkung

Mischen Sie 20 Tropfen ätherisches Pfefferminzöl, 25 Tropfen ätherisches Zitronenöl und 30 Tropfen ätherisches Eukalyptusöl. In ein kleines Fläschchen füllen und mit 96-prozentigem Alkohol auffüllen. Für einen Aufguss benötigen Sie 2–4 Tropfen.

Ölmischung Weich

Eine feminine Duftmischung

10 Tropfen ätherisches Vanilleöl, 30 Tropfen ätherisches Rosenholzöl, 20 Tropfen ätherisches Palmarosaöl, 10 Tropfen ätherisches Bergamotte- oder Petit-Grain-Öl mischen. In ein kleines Fläschchen füllen und mit 96-prozentigem Alkohol auffüllen. Für einen Aufguss: 5–7 Tropfen.

Erkältungsvorbeugende Ölmischung

Gegen Schnupfen

Mischen Sie 30 Tropfen ätherisches Myrtenöl, 20 Tropfen ätherisches Eukalyptusöl, 10 Tropfen ätherisches Lavendelöl, 20 Tropfen ätherisches Zitronenöl und 20 Tropfen ätherisches Neroliöl. In ein kleines Fläschchen füllen und mit 96-prozentigem Alkohol auffüllen. Für einen Aufguss benötigen Sie 2–4 Tropfen.

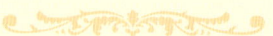

Tipp Nach der Sauna ist die Haut wunderbar aufnahmefähig für Lotionen und Körperöle. Runden Sie also das sinnliche Saunavergnügen mit einer Extraportion Pflege ab.

Entspannung durch Düfte und Meditation

Der Osten ist die Wiege zahlreicher Philosophien, die besagen, dass wir uns nur dann gut fühlen, wenn Körper und Geist in Einklang sind. Dabei ist es wichtig, einen Weg zu innerer Harmonie zu finden. Meditation beispielsweise ist eine solche Methode, Stress abzubauen, Ruhe zu finden und sich selbst zu zentrieren. Für Ungeübte ist es aber meist schwierig, störende Gedanken abzustellen und sich ganz in die Meditation zu versenken. Man braucht einfach Übung, um jenen Zustand inneren Friedens zu erreichen, den uns Meditation schenken kann. Düfte können uns aber dabei helfen. Testreihen ergaben, dass stressfördernde Hirnströme (Beta-Wellen) nicht nur durch Entspannungsübungen wie Meditation oder Yoga in wohltuende Impulse (Alpha-Wellen) umgewandelt werden können, sondern auch durch wohlriechende Düfte.

Ein Räucherstäbchen oder eine Ölmischung in der Duftlampe kann, wenn wir empfangsbereit sind, entspannende Hirnströme in Gang setzen,

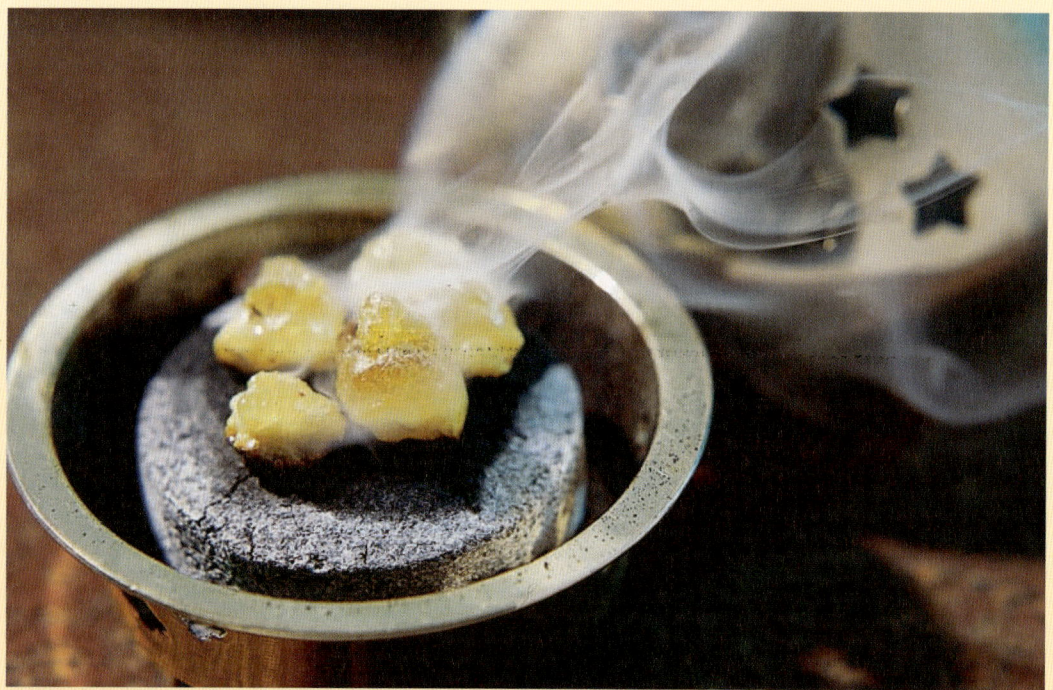

Düfte helfen, um bei Mediationsübungen inneren Frieden zu finden

die sogar eine höhere Intensität besitzen als jene, die im Schlaf entstehen.

Duftmeditation

Auch wenn Sie ungeübt in der Meditation sind, sollten Sie die folgende Übung einmal ausprobieren. Mit ihr können Sie Ihren Duft-Spa-Tag abschließen.

Beduften Sie den Raum, in dem Sie meditieren wollen, mit 2 Tropfen ätherischem Weihrauchöl und 1 Tropfen ätherischem Neroliöl, die Sie in eine Duftlampe oder auf einen Duftstein geben (siehe Seite 100ff.).

Setzen Sie sich aufrecht, ruhig und bequem auf eine Decke oder ein Meditationskissen. Schließen Sie die Augen, und beobachten Sie in Gedanken den wohlriechenden Luftstrom, der durch Ihre Nase ein- und ausströmt. Achten Sie immer wieder auf den angenehmen Duft, der mit jedem Atemzug Ihren Körper durchströmt. Andere Gedanken und störende Geräusche lassen Sie vorbeiziehen, ohne an ihnen festzuhalten. Erlauben Sie sich das Gefühl von Zeitlosigkeit, das Sie wie eine Schutzglocke umgibt. Entspannen Sie sich mehr und mehr.

Spüren Sie jetzt nach, welche Farbe mit dem Duft vor Ihrem inneren Auge erscheint. Lassen Sie diese mit jedem Atemzug nach und nach in Ihr Herz sinken. Halten Sie die Farbe wie strahlendes Licht in Ihrem Herzen.

Wenn spontan keine Farbe auftaucht, lassen Sie in der Mitte Ihrer Brust auf Höhe des Herzens ein kleines Regenbogenlicht entstehen. Mit dem Duft, den Sie einatmen, dehnt sich das Licht immer weiter aus und füllt Ihren ganzen Körper. Erlauben Sie dem Duft und dem Licht, Ihnen Energie zu spenden.

Atmen Sie am Ende der Übung dreimal tief ein und aus, und entspannen Sie sich.

Ruhe für Geist und Körper

Wenn Sie unter Stress stehen, hilft eine aktive Atemtechnik, sich schnell wieder zu entspannen. Setzen oder legen Sie sich dazu auf den Boden, und atmen Sie tief in den Bauch ein und aus. Schalten Sie alle belastenden Gedanken aus, indem Sie sich auf ein bestimmtes Wort oder eine bestimmte Zahl konzentrieren und ganz bewusst dem Atemstrom und dem Duft bis ins Zwerchfell hinab folgen.

Musik und Duft

Ebenso wie ein Duft hat auch Musik unmittelbaren Einfluss auf unsere Stimmung. Daher liegt es nahe, die Duftmeditation mit entsprechender Musik zu bereichern. Wie wäre es beispielsweise mit Mozart und Madonna? Passende ätherische Öle wären dann Sandelholz, Vanille und Kakao – je nach Laune kombiniert mit erotisch-exotischem Ylang-Ylang, Neroli, Jasmin, Rose, Zimt, Koriander, Kardamom, Eisenkraut, Bergamotte, Orange oder Mandarine (rot oder grün).

Aromamassagen

Holt die Hektik Sie mal wieder ein, und brauchen Sie neue Power? Dann ist es höchste Zeit für eine Massage. Denn softes Dehnen und Kneten regt die Produktion der Endorphine an, jene Botenstoffe, die für Entspannung und gute Laune sorgen.

Besonders gut sind Aromamassagen mit zart duftenden Massageölen, denen ätherische Öle zugesetzt sind. Durch sanften Druck entlang der Energiepunkte werden die ätherischen Öle über die Haut direkt in den Blutkreislauf gebracht. Eine Aromamassage ist – je nach Wirkung des jeweiligen Öls – ein Genuss, der die Nerven entspannt, den Stoffwechsel anregt und den natürlichen Energiefluss stimuliert. Die Haut erhält neue Lebenskraft, wird sichtbar elastischer, glatter, und die Schönheit blüht mit jeder Streicheleinheit neu auf. Bei einer Massage werden die ätherischen Öle besonders gut von der Haut aufgenommen und beflügeln durch ihre wunderbaren Düfte den Atem. Was ist es eigentlich, was ihn und damit uns so beflügelt? »Von den fünf Sinnen hat der Geruchssinn den heißesten Draht zur Vergangenheit«, sagte einst Andy Warhole der berühmte Pop-Art-Künstler.

Jeder Rezeptor ist für eine bestimmte Komponente des Geruchsspektrums verantwortlich. Die Duftkomponenten einer Apfelsine lagern sich z.B. an verschiedenen Rezeptoren an. Sie stehen aber über eine gemeinsame Nervenbahn mit dem Geruchszentrum in Verbindung, wo sie schließlich zum Duftmuster für »Apfelsine« vereint werden. Walter Freeman sprach 1991 von so genannten »räumlichen Geruchskarten«.

Formulierungen wie »immer der Nase nach«, den »kann ich riechen« oder »mir stinkt es« zeigen, wie der Geruchssinn unser Verhalten und unsere Wahrnehmung beeinflusst.

»Strengen Sie sich nicht an, und leisten Sie dennoch Ihr Bestes.«

Aldous Huxley

Unsere »chemischen Sinne« – unter dem Begriff werden Geruchs- und Geschmackssinn gerne zusammengefasst – sind an stoffliche Überträger gekoppelt.

Der Geruchssinn gehört zu den ältesten Sinnen – schon Einzeller sind in der Lage, auf chemische Signalstoffe zu reagieren. Als archaischster aller fünf Sinne diente er uns als Fernwarninstrument und war anfänglich wichtiger als die anderen Sinnesorgane. Er wurde zur wesentlichen Orientierungshilfe bei der Nahrungs- und Partnersuche, schützte vor Gefahren und half, Witterung aufzunehmen. Durch seine Fähigkeit, »Atmosphärisches« wahrzunehmen, diente er der Arterhaltung und dem Überleben.

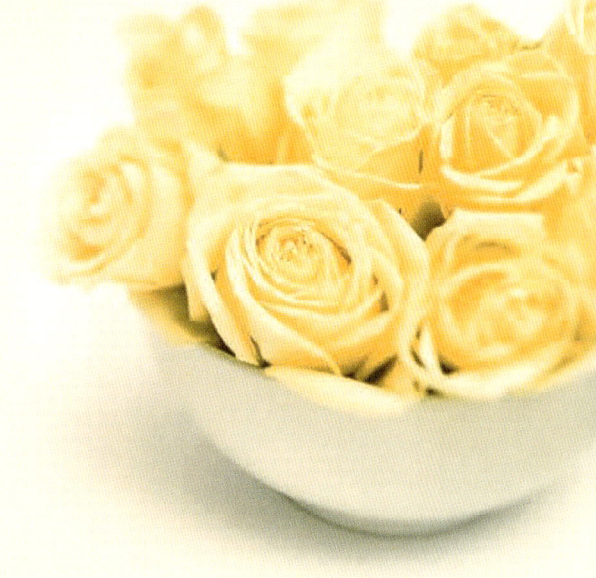

»Menschen konnten die Ohren verschließen vor Melodien oder betörenden Worten. Aber sie konnten sich nicht dem Duft entziehen. Denn der Duft war der Bruder des Atems. Mit ihm ging er in die Menschen hinein, sie konnten sich seiner nicht erwehren, wenn sie leben wollten. Und mitten in sie hinein ging der Duft, direkt ans Herz und unterschied dort kategorisch über Zuneigung und Verachtung, Ekel und Lust, Liebe und Hass.« Aus: »Das Parfum« von Patrick Süßkind.

Duftstoffe haben einen großen Einfluss auf Menschen. An Dufteindrücke erinnert man sich intensiver als an Bildeindrücke. Düfte gelangen ungefiltert zu den Nervenzellen des Gehirns – und haben damit eine direkte Verbindung zur Seele. Das macht es verständlich, dass Emotionen von Aromastoffen beeinflusst werden. Diese Erkenntnisse verhalfen der Aromatherapie – die therapeutischen Wirkung von Duftstoffen – zu ihrem neuen Erfolg. Sie werden eingeatmet oder über die Haut aufgenommen und können so ihre positive oder heilende Wirkung entfalten.

Das A und O der Massage

Für eine professionelle Aromamassage sollten Sie sich an einen ausgebildeten Masseur wenden. Vielleicht gibt es in Ihrer Nähe sogar einen Fachmann mit dem Schwerpunkt Aromatherapie. Für sanfte Streichelmassagen tut es aber auch der Partner. Gut erreichbare Körperpartien wie Arme, Oberschenkel, Beine und Füße können Sie sogar selbst massieren.

Damit die Massage zu einem Genuss wird, sollten Sie für ein schönes Ambiente und eine angenehme Raumtemperatur sorgen (siehe Seite 80f.). Beim Massieren streichen Sie sanft mit den Handflächen die Körperkonturen entlang. Leichten Druck üben Sie nur bei Bewegungen zum Herz hin aus, in der entgegengesetzten Richtung nehmen Sie den Druck weg.

Das passende Massageöl mischen Sie nach Ihren individuellen Bedürfnissen. Stellen Sie die Flasche oder das Schälchen mit dem fertigen Öl in Griffweite neben sich. Geben Sie etwas von dem Öl auf die Handfläche, und wärmen Sie es durch das Reiben der Hände an, bevor Sie mit der Massage beginnen.

Minimassage für straffe Beine

Vor der Massage eine straffende Ölmischung aus 50 ml Jojobaöl, 50 ml Mandelöl, 10 Tropfen ätherischem Zedernöl, 20 Tropfen ätherischem

Wacholderbeeröl, 20 Tropfen ätherischem Rosmarinöl und 20 Tropfen ätherischem Orangenöl herstellen.

Setzen Sie sich nun bequem auf den Boden, und winkeln Sie die Beine leicht an. Erwärmen Sie das Öl in den Händen. Streichen Sie mit flachen Händen (die Daumen sind gestreckt und berühren sich) und leichtem Druck die Beinaußenseiten von den Fesseln bis zu den Oberschenkeln aus. Beide Beine so je fünfmal massieren. Dann fünfmal über die Beininnenseiten streichen.

Fitnessmassage für die Füße

Eine Fußmassage mit Minzbalsam gibt Ihnen den ganzen Tag ein Gefühl, als würden Sie barfuß im Morgentau laufen. Massieren Sie also, bevor Sie zur Arbeit gehen, Ihre Füße mit dem erfrischenden Balsam.

Minzbalsam
1–2 EL Bodybalsam (siehe Seite 87) im Wasserbad schmelzen und mit 2 Tropfen ätherischem Pfefferminzöl und 1 Tropfen ätherischem Zitronen- oder Myrtenöl versetzen. Balsam unter Rühren erkalten lassen.

Kopfmassage

Kopfmassagen sorgen für eine bessere Durchblutung der Kopfhaut und entspannen.

Schließen Sie die Augen, besprühen Sie Ihre Hände mit Orangenblütenwasser, und fahren Sie sich mit den Händen ins Haar. Fassen Sie die Haare nah an den Wurzeln und ziehen Sie leicht daran. Wandern Sie nun mit den Händen an immer andere Stellen des Kopfes, und ziehen Sie dabei stets leicht an den Haaren.

Verschränken Sie die Hände auf dem Scheitel, und schieben Sie die Kopfhaut im Sekundentakt nach vorne. Kreisen Sie dann nach rechts und nach links. Beides auf dem Hinterkopf wiederholen.

Spreizen Sie die Finger, setzen Sie am Scheitel an, und üben Sie mit den Fingerkuppen ein bis zwei Sekunden lang Druck aus. Massieren Sie so den ganzen Kopf.

Gesichtsmassage

Wenn Sie das Gesicht mit einem Öl massieren, haben Sie gleich zwei positive Effekte: Pflege und Entspannung. Eine Gesichtsmassage regt die Durchblutung an, löst Spannung und mildert Fältchen. Beim Auftragen des Gesichtsöls auf der Stirn und um den Mund waagerecht von innen nach außen streichen. Auf der Nase die Finger abwärts und auf der Wange schräg nach oben und außen bewegen, ohne die Haut zu zerren.

Blitzentspannung

Wenn Sie sehr angespannt sind, z. B. weil Sie eine wichtige Prüfung vor sich haben, hilft als Beruhigungsmittel eine einfache Akupressurbehandlung mit ätherischem Neroliöl.

Suchen Sie den Druckpunkt am Unterarm, etwa drei Fingerbreit oberhalb der Querfalte zum Handgelenk (etwa dort, wo der Verschluss der Armbanduhr liegt).

Etwas Mandelöl auf diesen Punkt auftragen und 1 Tropfen ätherisches Neroliöl leicht einmassieren. Dann 30 Sekunden mit dem Daumen auf den Punkt drücken.

Massageölmischungen

Mit den folgenden Ölmischungen sind Sie für alle möglichen Bedürfnisse gerüstet.

Für eine Rückenmassage benötigen Sie 5 bis 10 ml, für eine Ganzkörperbehandlung zwischen 20 und 30 ml und für die Beine und Oberarme jeweils etwa 10 bis 20 ml.

Hautpflege

50 ml Mandelöl mit 5–8 Tropfen ätherischem Lavendelöl fein mischen und nach dem Duschen in die noch etwas feuchte Haut sanft einmassieren.

Verspannungen

Mischen Sie 50 ml Mandel- oder Sesamöl mit 5 Tropfen ätherischem Rosengeranienöl, 3 Tropfen ätherischem Lavendelöl fein und 3 Tropfen ätherischem Lavendelöl extra, 3 Tropfen ätherischem Melissenöl (30-prozentig) und 4 Tropfen ätherischem Rosenholzöl.

Für Liebende …

20 ml Wildrosenöl und 30 ml Mandelöl mit 3 Tropfen ätherischem Sandelholzöl, 2 Tropfen ätherischem Jasminöl, 2 Tropfen ätherischem Muskatellersalbeiöl und 5 Tropfen ätherischem Bergamotte- oder Petit-Grain-Öl mischen.

… und Verliebte

20 ml Wildrosenöl und 30 ml Mandelöl mit 2 Tropfen ätherischem Sandelholzöl, 2 Tropfen ätherischem Vanilleöl und 3 Tropfen ätherischem Ylang-Ylang-Öl mischen.

Zum Relaxen

20 ml Macadamianussöl, 20 ml Mandelöl und 10 ml Jojobaöl mit 5 Tropfen ätherischem Lavendelöl fein, 3 Tropfen ätherischem Kamillenöl römisch oder wild, 3 Tropfen ätherischem Vanilleöl und 3 Tropfen ätherischem Petit-Grain-Öl mischen.

Bei Durchhängern

50 ml Mandelöl, 20 ml Macadamianussöl und 20 ml Jojobaöl mit diesen Ölen mischen: je 2 Tropfen Neroli- und Rosenholz- oder Zedernöl, je 3 Tropfen Lemongrass- und Petit-Grain-Öl und 5 Tropfen Grapefruitöl.

Zur Hautstraffung

Mischen Sie 30 ml Aprikosenkernöl, 20 ml Mandelöl und ein paar Tropfen Sanddornöl mit 5 Tropfen ätherischem Wacholderbeeröl, 5 Tropfen ätherischem Zypressenöl, 4 Tropfen ätherischem Rosengeranienöl, 2 Tropfen ätherischem Sandelholzöl und 5 Tropfen ätherischem Mandarinenöl (grün) oder Bergamotteöl.

Bei Muskelkater

50 ml Mandelöl mit 12 Tropfen ätherischem Weihrauchöl und 5 Tropfen ätherischem Rosmarinöl versetzen.

Erste-Hilfe-Aromen für die Reiseapotheke

Kaum etwas hilft bei kleinen Unpässlichkeiten oder Unwohlsein so schnell wie ätherische Öle.

Übelkeit, Müdigkeit und Erschöpfung

Bei Übelkeit, Müdigkeit und Erschöpfung helfen Pfefferminze, Grapefruit, Zitrone oder Angelika. Riechen Sie direkt an der Flasche, oder träufeln Sie 1 Tropfen des jeweiligen Öls auf ein Taschentuch, und inhalieren Sie den Duft.

Auch gut: 1 Tropfen ätherisches Pfefferminz- oder Zitronenöl in etwas Zitronensaft emulgieren und in 1 l Mineralwasser ohne Kohlensäure geben. Bei akuten Beschwerden reichlich von dieser Mischung trinken.

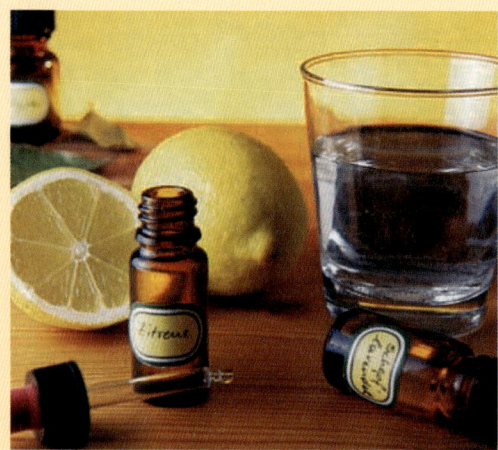

Aromaöle können oft rasch Hilfe bringen.

Stress und Ängste

Bei Flug- und Prüfungsangst oder Stress 1 Tropfen ätherisches Neroliöl oder eine Mischung aus ätherischem Lemongrass- und Clementinenöl auf ein Taschentuch träufeln und inhalieren.

Recht hilfreich ist auch ein Notfallsalz: Auf 20 g Salz 2 Tropfen ätherisches Neroli- sowie je 1 Tropfen ätherisches Grapefruit- und Angelikaöl träufeln. Gut durchmischen und in eine kleine Glasflasche mit Verschluss geben. Bei Bedarf daran riechen.

Lavendelöl ist nicht nur zum Entspannen nach einer langen Reise ein äußerst angenehmes Dufterlebnis. Auch bei Verbrennungen kann ätherisches Lavendelöl – unmittelbar aufgetragen – wahre Wunder vollbringen.

Insektenstiche

Bei Insektenstichen ist Lavendelöl, das direkt auf die betroffenen Stellen aufgetragen wird, ein wunderbarer Helfer.

Insekten abwehrend wirken 20 ml Mandelöl, das mit 3 Tropfen ätherischem Zedern- sowie je 2 Tropfen ätherischem Rosengeranien- und Lavendinöl angesetzt und gründlich auf die Haut aufgetragen wird.

Ein wirksames Spray zum Vertreiben von Insekten ist eine Mischung aus 3 Tropfen ätherischem Zedern- sowie je 2 Tropfen ätherischem Rosengeranien- und Lavendinöl, die in 10 ml Alkohol und 10 ml Lavendel- oder Myrtenwasser eingeträufelt und im Raum versprüht wird.

Jetlag

Gegen Jetlag hilft ein einfaches Massageöl.
Für die morgendliche Anwendung wird es aus 20 ml Aprikosenkern- oder Mandelöl und 2 Tropfen ätherischem Wacholderbeeröl, 1 Tropfen ätherischem Rosmarinöl und 2 Tropfen ätherischem Zitronenöl angerührt.

Variante: 2 Tropfen ätherisches Eukalyptus-citriodora-Öl sowie je 1 Tropfen ätherisches Lemongrassöl und Myrtenöl mit 20 ml Aprikosenkern- oder Mandelöl mischen.

Für die Anwendung am Abend werden 2 Tropfen ätherisches Zedernöl, 1 Tropfen ätherisches Rosengeranien- oder Palmarosaöl und 2 Tropfen ätherisches Lavendelöl fein in 20 ml Aprikosenkern- oder Mandelöl eingerührt.

Sonnenbrand

Bei Sonnenbrand hilft ein kühlender Zitronen-Lavendel-Umschlag.
5 Tropfen ätherisches Zitronenöl und 10 Tropfen ätherisches Lavendelöl fein in 20 ml Orangenblütenwasser träufeln und die Mischung auf ein Stück Gaze sprühen. Auf die betroffenen Stellen legen.

Öl gegen Spannungs-kopfschmerzen

Geben Sie bei Spannungskopfschmerzen 1 Tropfen ätherisches Pfefferminzöl ausnahmsweise pur auf Schläfen, an Stirn und Nacken, und massieren Sie es sanft ein. Visualisieren Sie sich dazu einen erfrischenden Wasserfall.

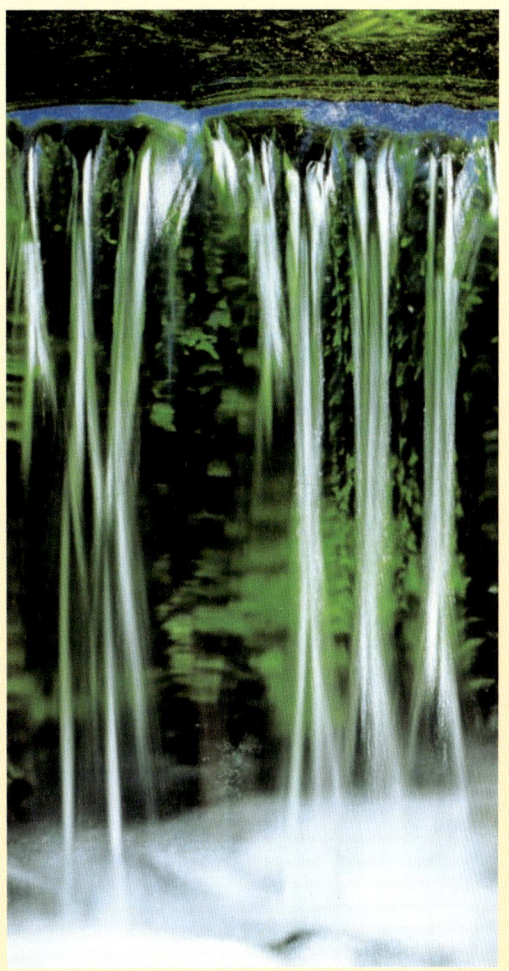

Schöne, klare Bilder zu visualisieren, kann Stress und Spannungen abbauen.

Raumaromatisierung – Streicheleinheiten für die Seele

Mit Naturdüften können Sie sowohl heilend auf Körper und Psyche einwirken als auch auf höchstem Niveau die Raumluft verbessern. Ätherische Öle helfen bei Konzentrationsschwäche, Stress und Entspannungsschwierigkeiten und balancieren bei Stimmungsschwankungen das psychische Gleichgewicht wieder aus. Sie mildern seelische, geistige und körperliche Überforderung und schützen in der kalten Jahreszeit vor Erkältungen oder helfen diese zu heilen.

Ätherische Öle schaffen ein positives Mikroklima, denn sie haben die Fähigkeit, die Luft zu ionisieren, sie also aufzufrischen und lebendiger zu machen. Öle wie Fichtennadel, Koriander, Lavendel, Neroli, Palmarosa, Rose, Rosengeranie, Zimt sowie alle Zitrusöle sind sogar in der Lage, Ozonmoleküle zu spalten und unschädlich zu machen. Diese Wirkung können die Öle aber nur in geschlossenen Räumen ohne Sonneneinstrahlung entfalten. Gleichzeitig helfen sie gegen die Folgen der Ozonbelastung: Sie lindern Kopfschmerzen und beruhigen gereizte Schleimhäute.

In den letzten Jahren ist das Interesse an den positiven Effekten der Naturdüfte und der Aromatherapie stark gestiegen. Das Resultat ist ein immer stärkerer Gebrauch ätherischer Öle, die ein lebendiges Duftambiente in unsere Lebensräume bringen.

Die bekannteste Art der Raumbeduftung funktioniert mit Duftlampen aus Keramik, Glas, Metall oder Stein, die man heute schon in vielen Wohnungen, Büros und Arzt- oder naturheilkundlichen Praxen findet. Es gibt aber auch andere Möglichkeiten, reine Pflanzendüfte in die Luft zu bringen.

Düfte im Raum verteilen

Will man all diese positiven Effekte nutzen, muss man das Öl aber in die Raumluft bringen. Ideal sind die hier aufgeführten Hilfsmittel.

Duftlampen

Duftlampen sind die populärste und gängigste Art, ätherische Öle zu verdampfen. Bei diesen Lampen befindet sich über einer Wärmequelle – meist ein Teelicht – eine kleine Wasserschale, in die das ätherische Öl geträufelt wird. Die Wärmequelle lässt Wasser und Öl verdunsten, und die Raumatmosphäre wird mit winzigen, duftenden Öl-Wasserdampf-Partikeln versetzt. Achten Sie beim Kauf darauf, dass die Wasserschale gut vertieft ist. Der Abstand

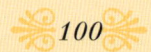

zwischen Teelicht und Wasserschale darf nicht zu klein sein, denn sonst besteht die Gefahr, dass die Temperatur zu hoch wird. Die Öle (vor allem die wunderbar erfrischenden Zitrusöle) oxidieren (cracken), d. h. die Moleküle brechen auf und riechen unangenehm.

Füllen Sie die Verdunsterschale mit ausreichend Wasser. Entzünden Sie die Kerze, und tropfen Sie fünf bis zehn Tropfen des ätherischen Öls auf die Wasseroberfläche. Die Verdunstung erfolgt dann in eineinhalb bis drei Stunden.

Wenn Sie lange Freude an Ihrer Duftlampe haben möchten, sollten Sie sie sofort nach dem Gebrauch reinigen. Wird die Duftlampe nicht regelmäßig gesäubert, kommt es zu unangenehmen Duftverwischungen, und die gewünschte Wirkung bleibt mit der Zeit aus.

Sollten trotz regelmäßiger Reinigung einmal hässliche Ölränder entstehen, können Sie diese mit einem speziellen Lampenreiniger oder Spiritus entfernen. Weichen Sie die Verdunsterschale darin ein, und reiben Sie die Ränder hinterher mit Haushaltspapier weg.

Tipp Bei hässlichen Kalkrändern hilft es, die Verdunsterschale in Essigessenz einzuweichen.

Elektrische Duftleuchten

Bei elektrisch betriebenen Duftleuchten, die oft sehr aufwändig gestaltete Lichtobjekte sind, wird das Wasser in der Verdunsterschale von einer Glühbirne erwärmt.

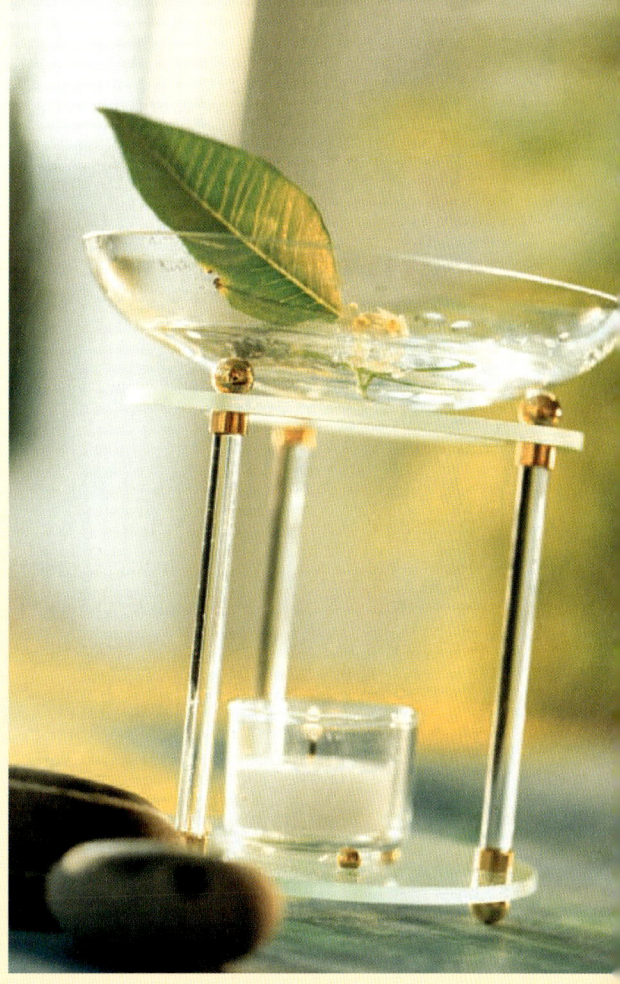

Aromaöle in Duftlampen verbessern die Raumluft und können sogar vor Erkältungen schützen.

Um den Raum mit Duft zu erfüllen, geben Sie bis zur Markierung Wasser in den dafür vorgesehenen Behälter und versetzen dieses mit einigen Tropfen des ätherischen Öls.

Gepflegt werden Duftleuchten wie Duftlampen: einfach nach der Benutzung ganz sorgfältig auswischen.

Tipp Sollten in der Wasserschale Wasserreste zurückgeblieben sein, können Sie Ihre Zimmerpflanzen damit gießen. Denn ätherische Öle tun nicht nur dem Menschen gut.

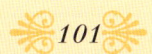

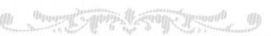

Elektrischer Aromastone

Der Aromastone ist ein tellerähnliches Gerät, das elektrisch aufgeheizt werden kann und so ein Wasser-Öl-Gemisch verdunstet. Der Vorteil dieser nicht immer formschönen Geräte liegt in der Praktikabilität. Einfach Wasser einfüllen und einschalten. Ein grünes Kontrolllämpchen verrät, wenn das Gerät betriebsbereit ist. Danach das Öl ins Wasser geben – fertig. Aromastones halten eine konstante Betriebstemperatur von 36 °C. Durch die niedrige, für die Entwicklung der feinen Aromen optimalen Temperatur benötigt man nur wenig Wasser, es findet eine feine Raumbeduftung statt, und empfindliche Öle werden nicht gecrackt.

Der Aromastone ist besonders beliebt für Krankenhäuser und Kinderzimmer (kein Glas, keine offene Flamme). Da er so handlich ist, ist er ein idealer Begleiter für unterwegs, der problemlos ins Reisegepäck passt.

Zur Reinigung das Gerät unmittelbar nach der Benutzung mit Alkohol ausreiben. Bei hartnäckigen Verschmutzungen wie bei der Duftlampe vorgehen.

Aroma-Streamer und Aromaventilator

Für die schnelle und effektive Raumbeduftung eignen sich Aroma-Streamer und Aromaventilator. Vor allem für große Räume, wie Praxen, Konferenz- und Seminarräume, Eingangshallen, sowie für den Dauerbetrieb sind sie ideal.

Bei den Geräten werden die Öle in eine Kartusche eingebracht. Über einen kleinen Ventilator (ohne Wärmezufuhr) werden die Aromen dann unverfälscht in die Raumluft verwirbelt. Die Wirkung stellt sich bereits nach wenigen Sekunden ein. Mit Hilfe einer Stufenschaltung ist eine individuelle Dosierung (fein, kräftig, schnell oder langsam) möglich.

Da die Aroma-Streamer ohne Wasser arbeiten, sollte man darauf achten, dass die Luftfeuchtigkeit ausreichend hoch ist (eventuell einen Zimmerbrunnen aufstellen).

Die Kartuschen sind in Segmente aufgeteilt. Geben Sie in jedes der Segmente nur jeweils eine Duftmischung, damit die Kartusche länger hält. Bei Dauergebrauch die Kartusche wechseln.

Duftsteine und Duftvliese

Auf Duftsteine aus Terrakotta oder Duftvliese werden ätherische Öle direkt aufgebracht. Die leicht flüchtigen Aromen breiten sich dann in der näheren Umgebung aus. Daher sind Duftsteine und -vliese auch nur für kleine Räume (WC, Ankleide, Auto, Wohnmobil etc.) und für eine Anwendung in nächster Nähe (am Schreibtisch, neben dem Bett usw.) geeignet.

Damit Steine und Vliese lange halten, sollte man sie möglichst immer nur für denselben Duft bzw. dieselbe Duftmischung verwenden. Die Terrakottasteine können im Backrohr bei 180 °C ausgebrannt werden, sie werden dann aber mit der Zeit unansehnlich. Vliese sollte man regelmäßig auswechseln.

Dosierung von Raumaromen

Da der Geruchssinn nach 15 bis 20 Minuten ermüdet, die Essenzen aber bei weitem länger wirken, als man bewusst wahrnehmen kann, sollten Sie die Aromalampe nur stundenweise aktivieren und dadurch Impulse setzen. Permanente Raumbeduftung kann Kopfschmerzen und Übelkeit hervorrufen.

Auch von der richtigen Dosierung der ätherischen Öle hängt entscheidend der Erfolg der Behandlung ab. Verfahren Sie beim Einsatz der Öle nie nach der Prämisse »viel hilft viel«. Lassen Sie sich lieber von der Grundregel »weniger ist mehr« leiten, denn nur so können die Düfte ihre feine (psychologische) Wirkung entfalten. Entscheidend für die Dosierung ist die Raumgröße. Auf einen Raum von 20 m² sollten nicht mehr als zehn Tropfen ätherischer Ölmischungen eingesetzt werden. Solange Sie noch wenig Erfahrung im Umgang mit ätherischen Ölen haben, sollten Sie sich an diese Faustregel halten. Je mehr Erfahrung Sie jedoch im Umgang mit den Essenzen bekommen, ihre Wirkungsweise besser kennen und einschätzen können, desto mehr können Sie ausprobieren. Generell können kurz schwingende Duftnoten (Kopfnoten) höher dosiert werden als andere. Für eine Duftmischung dürfen Sie drei bis acht Tropfen verwenden.

Von mittel schwingenden Duftnoten (Herznoten) können Sie für eine Raumduftmischung ein bis maximal fünf Tropfen zugeben. Lang schwingende Duftnoten (Basisnoten) dürfen nur mit ein bis drei Tropfen dosiert werden.

Wichtig ist, dass Sie ständig neue Dosierungen vermeiden und während des Tages nicht ständig wechseln. Es ist auch unsinnig, in jedem Zimmer eine andere Duftlampe mit möglichst unterschiedlichen Duftmischungen aufzustellen und diese im Dauerbetrieb zu halten.

Welches Öl ist das richtige?

Der Geruch von Duftölen kann uns auf einer sehr tiefen, unterbewussten Ebene berühren. Voraussetzung ist jedoch, dass man reine und natürliche ätherische Öle benutzt, die eine wesentlich bessere Wirkung auf unseren Organismus haben als synthetische Kopien. Die Wahl der Öle für die Raumaromatisierung hängt von Ihren persönlichen Vorlieben und Bedürfnissen ab. Düfte, die Ihnen gefallen, verbessern meist auch Ihr Wohlbefinden.

Machen Sie eine Duftprobe: Nehmen Sie dazu einen Riechstreifen, und geben Sie einen Tropfen des ätherischen Öls darauf. Warten Sie kurz, und fächeln Sie dann wie ein Parfümeur den Duftstreifen vor Ihrer Nase hin und her. Wenn Sie keinen Duftstreifen zur Hand haben, können Sie auch einfach das offene Fläschchen unter die Nase halten. Auf ausreichenden Abstand achten,

denn manche ätherischen Öle sind sehr intensiv (z. B. Vetiver) und werden erst durch eine entsprechende Verdünnung angenehm.

Entscheiden Sie immer intuitiv. Vielleicht gefällt Ihnen ein Duft, aber die Beschreibung in diesem Buch behagt Ihnen nicht oder umgekehrt. Düfte, die wir heute lieben, können wir eventuell in einigen Wochen nicht mehr riechen.

Damit Sie sich leichter an Ihnen angenehme Düfte und Duftmischungen erinnern können, notieren Sie sich beim Ausprobieren, welche Mischungen Ihnen besonders behagen und welche Öle Sie verwendet haben. Sinnvoll ist es aufzuschreiben, wie das Aroma Ihre Befindlichkeit verändert hat.

Raumduftmischungen

Die folgenden Mischungen sind für eine Raumgröße bis 20 m² berechnet.

Düfte für Wohn- und Schlafzimmer

Zur Erfrischung und Belebung der Räume dienen folgende ätherischen Öle: Bergamotte, Clementine, Douglasfichte, Edeltanne, Eisenkraut, Fichtennadel, Grapefruit, Lemongrass, Limette, Myrte, Petit Grain, Pfefferminze, Riesentanne, Rosmarin, Wacholder, Weißtanne, Zirbelkiefer, Zitrone.

Guten-Morgen-Frische: 2 Tropfen Wacholder, 3 Tropfen Rosmarin, 3 Tropfen Eisenkraut

Aktive Tagesmischung: 3 Tropfen Zirbelkiefer, 3 Tropfen Douglasfichte, 3 Tropfen Petit Grain

Fit for Activity: 2 Tropfen Douglasfichte, 2 Tropfen Riesentanne, 3 Tropfen Weißtanne

Energieschub: 2 Tropfen Minzöl, 2 Tropfen Rosmarin, 3 Tropfen Lemongrass

Relax-Mischung: 2 Tropfen Sandelholz, 1 Tropfen Ylang-Ylang, 3 Tropfen Orange

Abendstimmung: 3 Tropfen Ho-Blätter, 2 Tropfen Neroli, 1 Tropfen Rose, 1 Tropfen Koriander

Weihnacht 1: 2 Tropfen Zimt, 2 Tropfen Kardamom, 5 Tropfen Orange

Weihnacht 2: 3 Tropfen Vanille, 2 Tropfen Zimt, 4 Tropfen Clementine

Weihnacht 3: 2 Tropfen Zimt, 2 Tropfen Koriander, 3 Tropfen Mandarine

Weihnacht 4: 1 Tropfen Kardamom, 2 Tropfen Zimt, 2 Tropfen Orange, 2 Tropfen Petit Grain

Zitronenfrisch: 1 Tropfen Koriander, 1 Tropfen Lemongrass, 4 Tropfen Zitrone

Frühling: 1 Tropfen Myrte, 1 Tropfen Douglasfichte, 1 Tropfen Neroli, 3 Tropfen Eisenkraut

Freundlicher Eintritt: 3 Tropfen Ho-Blätter, 2 Tropfen Rosengeranie, 2 Tropfen Zitrone

Welcome: 2 Tropfen Zeder, 1 Tropfen Muskatellersalbei, 3 Tropfen Clementine

Gut gegen zu starke Körperausdünstungen, Zigarettenrauch, schlechte und abgestandene Luft helfen Douglasfichte, Latschenkiefer, Lemongrass, Myrte, Wacholder, Weißtanne, Zirbelkiefer und Zitrone.

Antirauch: 5 Tropfen Zirbelkiefer, 3 Tropfen Myrte, 2 Tropfen Zitrone

Weg mit dem Muff: 2 Tropfen Koriander, 5 Trop-

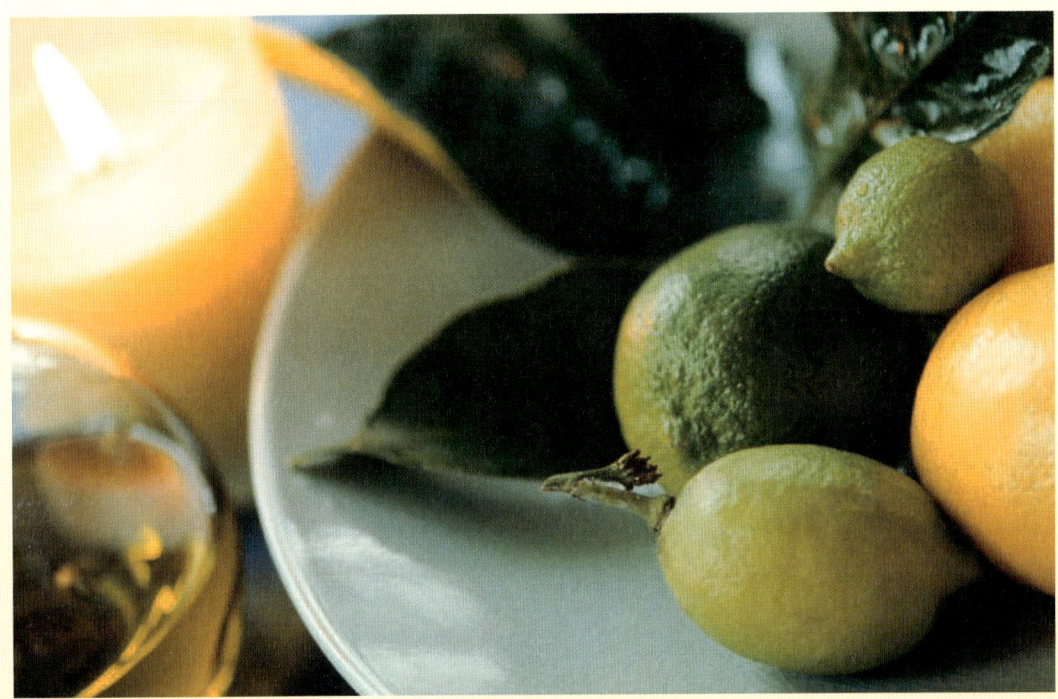

Zitrusöle – ob auf Duftsteinen oder in der Duftlampe – sorgen für leichteres Atmen und ein Frischegefühl.

fen Weißtanne, 3 Tropfen Douglasfichte

Rauchfrei: 4 Tropfen Zirbelkiefer und 3 Tropfen Myrte

Frisch und klar: 4 Tropfen Lemongrass, 3 Tropfen Eukalyptus, 2 Tropfen Douglasfichte

Düfte für sinnliche Stunden sind Bergamotte, Kardamom, Geranie, Grapefruit, Jasmin, Ho-Blätter, Koriander, Muskatellersalbei, Orange, Patschuli, Rose, Ylang-Ylang, Vanille, Vetiver, Zimt.

Emotion: 1 Tropfen Vetiver, 2 Tropfen Ylang-Ylang, 1 Tropfen Rosengeranie und 2 Tropfen Bergamotte

Amour: 3 Tropfen Sandelholz, 3 Tropfen Jasmin (4-prozentig), 3 Tropfen Grapefruit

Rendezvous: 3 Tropfen Vanille, 2 Tropfen Kardamom, 4 Tropfen Orange

Gut für die Erkältungszeit sind folgende Öle: Angelika, Eukalyptus, Lavendel, Myrte, Thymian, Wacholder, Zirbelkiefer und Zitrone.

Erkältungszeit: 2 Tropfen Eukalyptus, 2 Tropfen Myrte Anden, 2 Tropfen Zitrone

Wenn das Zimmer nach Zitrone, Pfefferminze oder Eukalyptus riecht, stellt sich bei Erkältung und Schnupfen schnell das Gefühl ein, leichter und tiefer durchatmen zu können.

Wenn Sie unter Antriebslosigkeit und Depressionen leiden, sind die folgenden Öle hilfreich:

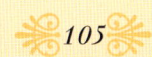

Basilikum, Bergamotte, Douglasfichte, Eisenkraut, Geranie, Grapefruit, Ho-Blätter, Jasmin, Kamille römisch, Koriander, Lavendel fein, Melisse, Muskatellersalbei, Myrte, Neroli, Orange, Petit Grain, Rose, Rosenholz, Sandelholz, Weihrauch, Ylang-Ylang, Zedernholz, Zimt und Zitrone.

Variation 1: 3 Tropfen Rosenholz, 1 Tropfen Rose, 2 Tropfen Petit Grain

Variation 2: 3 Tropfen Zeder, 3 Tropfen Melisse (30-prozentig), 2 Tropfen Bergamotte

Besonders für stille Stunden und Meditation haben sich folgende Öle bewährt: Weihrauch, Sandelholz und Zeder.

Meditationsmischung: 3 Tropfen Weihrauch, 1 Tropfen Sandelholz, 1 Tropfen Weißtanne

Beruhigung des Geistes: 2 Tropfen Sandelholz, 3 Tropfen Zeder

Duftmischungen fürs Kinderzimmer

Kinder lieben den Duft von Clementine, Grapefruit, Lavendel, Mandarine, Orange, Vanille, Zimt und Zitrone.

Achtung: Öle immer kindersicher aufbewahren!

Kinderfrisch: 2 Tropfen Orange und 3 Tropfen Clementine

Lernflüsterer: 2 Tropfen Lavendel, 2 Tropfen Grapefruit, 1 Tropfen Zitrone

Schlafmützchen: 2 Tropfen Kamille römisch, 1 Tropfen Lavendel fein, 2 Tropfen Clementine

Schmusebär: 2 Tropfen Vanille und 3 Tropfen Mandarine

Traumschiff: 1 Tropfen Zimt, 4 Tropfen Orange

Duftmischungen für die Küche

Folgende ätherischen Öle helfen, aufdringliche Essens- und Küchengerüche zu unterdrücken: Douglasfichte, Eisenkraut, Lavendin, Lemongrass, Minze, Myrte, Weißtanne, Zirbelkiefer und Zitrone.

Küchenfrisch: 2 Tropfen Douglasfichte, 3 Tropfen Weißtanne

Backstube: 2 Tropfen Vanille, 5 Tropfen Orange

Küchenfee: 3 Tropfen Myrte, 2 Tropfen Lemongrass

Frisch und sauber: 3 Tropfen Lavendin, 2 Tropfen Minze, 2 Tropfen Zitrone

Tipp: Mit ätherischen Ölen können Sie alltägliche Probleme im Haushalt lösen. Gegen Fett- und Bratgeruch helfen zwei bis drei Tropfen ätherisches Lemongrass- oder Zitronenöl, das Sie in den Filter Ihrer Dunstabzugshaube geben. Sie werden überrascht sein, wie schnell die Küchendünste verfliegen.

Das Problem mit muffigen Staubsaugerbeuteln kennt jeder. Geben Sie einfach eine mit 5 bis 10 Tropfen Lemongrass- oder Lavendinöl aromatisierte Salztablette (wie man sie für die Spülmaschinen verwendet) oder ein ebenso vorbehandeltes Vlies in den Staubsaugerbeutel. So verbreiten Sie bei jedem Saugen Wohlgerüche in der Wohnung.

Duftmischungen für den Arbeitsplatz

Für Büros, Tagungs-, Konferenz- und Verkaufsräume haben sich folgende Öle besonders bewährt: Angelika, Bergamotte, Clementine,

Douglasfichte, Eisenkraut, Fichtennadel, Grapefruit, Ho-Blätter, Koriander, Lemongrass, Neroli,
Orange, Petit Grain, Pfefferminze, Riesentanne,
Rosmarin, Wacholder, Weißtanne, Zeder, Zirbelkiefer, Zitrone und Zypresse.

Guten Morgen: 3 Tropfen Eisenkraut Grasse,
2 Tropfen Wacholderbeere und 2 Tropfen
Lemongrass

Activity: 2 Tropfen Bergamotte, 2 Tropfen
Zitrone, 2 Tropfen Rosenholz

Konzentration 1: 3 Tropfen Wacholderbeere,
2 Tropfen Rosmarin

Konzentration 2: 2 Tropfen Weißtanne, 2 Tropfen Douglasfichte, 4 Tropfen Grapefruit

Connected: 2 Tropfen Zeder, 1 Tropfen Koriander, 1–2 Tropfen Neroli

Duftoasen mit den vier Elementen

Will man, dass die Aromen ganzheitlich wirken, ist
es sinnvoll, sich eine Duftoase zu schaffen, in der
Aromen, Licht, Farben und Formen eine Synthese
eingehen. Dabei kann die flexible Gestaltung der
Duftoase im Einklang mit den vier Elementen
helfen, auf eventuell täglich wechselnde Stim-
mungen und Bedürfnisse einzugehen. Besonders
wohltuend ist es, wenn Sie Ihren persönlichen
Wellnesstag (siehe Seite 80ff.) einem Element
zuordnen.

Element Feuer

Haben Sie oft kalte Hände und Füße? Fühlen Sie
sich müde und kraftlos? Dann benötigen Sie die

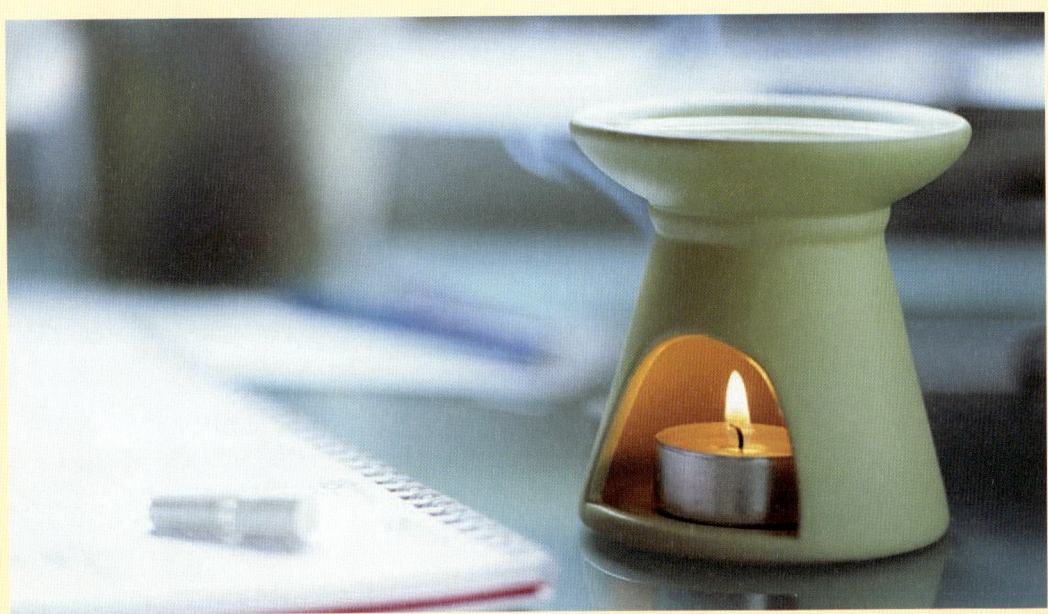

Duftlampen am Arbeitsplatz sorgen, je nach Öl, für Konzentration oder auch Entspannung.

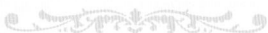

wärmende Energie des Elements Feuer, die den Stoffwechsel aktiviert. Legen Sie rote Kissen oder Decken aus, arrangieren Sie rote Glasmurmeln rund um die Duftlampe, oder zünden Sie eine rote Kerze an. Als Komplementärfarbtupfer können Sie ein Thymianstöckchen dazustellen, das beim Darüberstreichen seinen krautig frischen Duft verströmt.

Geben Sie 2 Tropfen Zimtöl, 1 Tropfen Korianderöl, 1 Tropfen Kardamomöl und 3 Tropfen Orangenöl in die Duftlampe.

Tanzen Sie nach heißen Latinorhythmen, und entfachen Sie den Vulkan, der in Ihnen brodelt. Genießen Sie zum Schluss ein anregendes Fußbad.

Element Wasser

Wenn Sie sich sehr gestresst und ausgelaugt fühlen, sich nach Klarheit sehnen und auf einer Welle sanft davontreiben möchten, sollten Sie sich unbedingt einen Wasser-Aroma-Wellnesstag gönnen. Das Element Wasser reinigt die Seele, belebt das Unterbewusstsein, klärt Gefühle und Gedanken.

Ein Wassertag ist der ideale Badetag (siehe Seite 81ff.). Dazu sollten Sie viel trinken.

Gestalten Sie Ihre Umgebung in Blau mit einem komplementären Farbtupfer in Orange. Legen Sie dazu ruhige Musik zum Träumen und Dahinschmelzen auf.

In die Duftlampe geben Sie entspannendes Lavendel- und Neroliöl sowie etwas Rosen- und Orangenblütenwasser.

Element Erde

Sehnen Sie sich nach mehr Bodenhaftung? Können Sie sich nicht entscheiden, und mangelt es Ihnen an innerer Balance? Dann ist ein Erdetag angesagt. Das Element wirkt ausgleichend, stabilisierend, schenkt Ruhe und Kraft.

Verschönen Sie Ihre Umgebung mit attraktiven, warmen Ocker-, Orange- und Brauntönen. Arrangieren Sie um Ihre Duftlampe Rindenstücke, Moos und die Zapfen von Nadelbäumen. Als Komplementärakzent stellen Sie etwas Blaues dazu.

In Ihre Duftlampe geben Sie einige Tropfen ätherisches Douglasfichten-, Weißtannen-, Zedern- oder Rosengeranienöl. Tanzen Sie zu Musik voll erdiger Energie, z. B. Soul.

Element Luft

Nimmt Ihnen ein voller Terminkalender die Luft zum Atmen? Sehnen Sie sich nach Beschwingtheit und Leichtigkeit? Scheint der Alltag Sie zu erdrücken? Dann atmen Sie mit einem Luft-Aroma-Wellnesstag tief durch. Das Luftelement bringt die Kreativität in Schwung und hilft Ballast abzuwerfen.

Schaffen Sie eine Farbatmosphäre von Gelb bis Lindgrün. Sorgen Sie für einen violettfarbenen Komplementärfarbtupfer (z. B. mit einem kleinen Blumenstrauß). Legen Sie beschwingte Musik auf, die wie eine leichte Brise fürs Gemüt wirkt, und geben Sie belebende Düfte wie Grapefruit, Zitrone oder Bergamotte in Ihre Duftlampe. Atmen Sie tief durch.

Literatur zum Thema

Bernath-Frei, B.: Die Duft-Meditation – das sinnliche Erlebnis für Körper, Geist und Seele, Kösel Verlag, Kempten,1999

Davis, Patricia: Aromatherapie von A–Z, Goldmann Verlag, München, 2000

Enz, Margrit: Aromatologie – Das Wissen um die Heilkräfte der ätherischen Öle, Joy Verlag, Sulzberg, 2001

Fischer-Rizzi, Susanne: Himmlische Düfte, Aromatherapie, AT-Verlag, Aarau, 2002

Gattfossé, René Maurice: Aromatherapie, AT Verlag, Aarau, 1994

Jellinek, Paul/Jellinek, Stephan J. (Hrsg.): Die psychologischen Grundlagen der Parfümerie, 4. stark erweiterte Auflage, Hüthig Buch Verlag, Heidelberg, 1994

Kettenring, Maria M.: Aromaküche, gesund und phantasievoll kochen mit ätherischen Ölen, Joy-Verlag, Sulzberg, 1994

Kettenring, Maria M.: Raumdüfte, mit wohltuenden Düften leben und arbeiten, Joy-Verlag, Sulzberg, 1994

Kettenring, Maria M.: Aromaküche, AT Verlag, Aarau, 1997

Moja, Gabriele: Aromatherapie für die Seele, Goldmann Verlag, München, 1999

Primavera Life: Was Sie schon immer über ätherische Öle wissen wollten, Eigenverlag, Sulzberg, 1998

Primavera Life: Rosenbrevier – Rose für die Sinne, Eigenverlag, Sulzberg, 2000

Schenker, Daniela: Sprudelnde Kräfte. Die Bedeutung von Zimmerbrunnen im Feng Shui, Joy-Verlag, Sulzberg, 2000

Stadelmann, Ingeborg: Bewährte Aromamischungen, Stadelmann-Verlag, Ermengerst, 2001

Steiner, Claudia: Aromakosmetik, Hippokrates Verlag, Stuttgart, 1999

Storl, Wolf Dieter: Der Kosmos im Garten, AT Verlag, Aarau, 2000

Storl, Wolf Dieter: Heilkräuter und Zauberpflanzen zwischen Haustür und Gartentor, AT Verlag, Aarau, 1999

Thüler, Maya: Wohltuende Wickel, Wickel und Kompressen in der Kranken- und Gesundheitspflege, Maya Thüler Verlag, Worb, 1998

Werner, Monika: Ätherische Öle für Wohlbefinden, Schönheit und Gesundheit, Gräfe und Unzer Verlag GmbH, München, 2001

Worwood, Valerie Ann: Liebesdüfte, Goldmann Verlag, München 1990

Zimmermann, Eliane: Aromatherapie für Pflege und Heilberufe, Sonntag Verlag, Stuttgart, 1998

Fachzeitschriften

Forum für Aromatherapie und Aromapflege, Hefte von 1992 – 2003, Forum Essenzia e.V. München

Ab 40, Heft 2/2003 Heilende Kräuter, München

PRIMAVERA LIFE: 2., 3. + 4. Internationaler Aromakongress, Proceedings, Eigenverlag, Sulzberg, 2000, 2001 und 2003

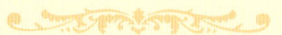

Register

Die Autorin

Maria M. Kettenring ist Diplom-Ernährungsberaterin, Aroma- und Dufttrainerin. Sie ist seit vielen Jahren im therapeutischen Bereich tätig und leitet seit 1989 Duft- und Studienreisen. Die Schwerpunkte ihrer Arbeit, die sie auch in zahlreichen Radio- und Fernsehauftritten vorgestellt hat, liegen bei der Aromakultur und Wellnessthemen.

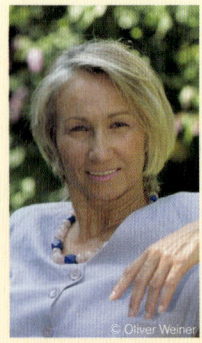

© Oliver Weiner

Danksagung

All den vielen Aromafreunden, Begleitern, Lehrern und Schülern, den Mitarbeitern von PRIMAVERA LIFE, den Freunden von FORUM Essenzia, meinen Eltern und nicht zuletzt meinem Mann Rudolf, der mir immer wieder den Rücken freigehalten und gestärkt hat, auch wenn es mal eng oder schwierig wurde, gilt ein großes Dankeschön. Denn nur mit ihrer Unterstützung, Inspiration und Anregung ist dieses Buch entstanden.

Hinweis

Das vorliegende Buch ist sorgfältig erarbeitet worden. Dennoch erfolgen alle Angaben ohne Gewähr. Weder Autorin noch Verlag können für eventuelle Fehler oder Schäden, die aus den im Buch gegebenen praktischen Hinweisen resultieren, eine Haftung übernehmen.

Bildnachweis

AKG, Berlin: 7 (N.N.), 9 (Paul Almasy); Botanik Bildarchiv Laux, Biberach an der Riß: 18, 26 u., 32 u., 34 u., 40 o., 44 o., 46 u. (H. E. Laux); Corbis, Düsseldorf: 27 (Thomas Schweizer), 41 (David Raymer); Ernst Beat, Basel: 20 o., 24 o., 32 o., 38 o.; Ifa-Bilderteam, München: 83 (PLC); Jump, Hamburg: 17, 19, 21, 23, 25, 29, 35, 39, 43, 47, 49, 61, 67, 75, 88 (Kristiane Vey), 31, 33 (Lars Matzen), 64, 77, 91, 105 (Annette Falck); Kerth Ulrich, München: 74; Mauritius-Bildagentur, Mittenwald: 37 (Stock Image), 107 (Fichtl); Primavera Life GmbH, Sulzberg: 13, 16, 20 u., 22, 24 u., 26 o., 28, 30, 34 o., 36, 38 u., 40 u., 42, 44 u., 46 o., 48 o., 57, 71, 101; Shutterstock: U1; Stock Food, München: 87 (George Seper); Südwest Verlag, München: 45 (Nicolas Olonetzky), 48 u. (Rainer Hofmann), 56, 59, 92, 98 (Matthias Tunger), 58 (Michael Nagy), 63 (Siegfried Sperl), 73 (Claudia Rehm / Achim Sass), 76 (Michael Holz); Zefa, Düsseldorf: 2 (A.B.), 99 (T. Allofs)

Impressum

© 2009 by Südwest Verlag, einem Unternehmen der Verlagsgruppe Random House GmbH, 81673 München

Alle Rechte vorbehalten. Nachdruck – auch auszugsweise – nur mit Genehmigung des Verlags.

Redaktion Sylvie Hinderberger, Christopher Hammond

Bildredaktion Tanja Nerger

Umschlag Reinhard Soll

Innenlayout Eva Salzgeber

Druck und Bindung Alcione, Trento

Printed in Italy

Gedruckt auf chlor- und säurearmem Papier

Das für dieses Buch verwendete FSC-zertifizierte Papier Profimatt wird von Sappi im Werk Ehingen, Deutschland produziert.

ISBN 978-3-517-08498-5

Naturaromen und Kochkurse zur Aroma-Vitalküche finden Sie unter:
www.imeinklang.de
Im Einklang – Naturwaren
Inh.: Ingeborg Wäschenbach
Lange Straße 35
21255 Kankenstorf